Медична сестра з алергології та імунології повний посібник

Ірина Саченко

Зміст

Розділ 1: Вступ до алергології та імунології — 19

- Визначення та роль алергології та імунології — 20
- Важливість спеціалізації в сучасній медицині — 21
- Роль та обов'язки медичної сестри з алергології та імунології — 23

Розділ 2: Анатомія та фізіологія імунної системи — 25

- Ключові компоненти імунної системи — 26
- Як працює імунна система — 28
- Імунний дисбаланс і дефіцит — 30

Розділ 3: Основні алергічні та імунологічні захворювання — 33

- Респіраторні алергії — 34
- Харчові та шкірні алергії — 36
- Первинні та вторинні імунодефіцити — 38

- Аутоімунні захворювання — 40

Розділ 4: Діагностичні методи в алергології та імунології — 43

- Анамнез та клінічне обстеження — 44
- Шкірні тести — 46
- Спірометрія та інші функціональні тести — 49
- Біологічні тести — 51

Розділ 5: Щоденна робота медсестри з алергології та імунології — 55

- Підготовка пацієнтів до аналізів — 56
- Призначення специфічного лікування — 58
- Терапевтичне навчання пацієнтів — 60
- Надзвичайні ситуації: анафілаксія та інші — 62

Розділ 6: Профілактика в алергології та імунології — 65

- Важливість профілактики алергії — 66
- Вакцинація: роль, протоколи та застереження для пацієнтів з ослабленим імунітетом — 68
- Поради щодо уникнення впливу алергенів — 70

- Інформаційно-просвітницькі програми для широкої громадськості — 72

Розділ 7: Терапевтичні процедури — 77

- Імунотерапія алергенами — 78
- Біологічні методи лікування в імунології — 80
- Управління побічними ефектами лікування — 82
- Останні досягнення в лікуванні — 84

Розділ 8: Міждисциплінарна співпраця — 87

- Робота з іншими медичними спеціальностями — 88
- Важливість координації медичної допомоги — 90
- Ефективна комунікація з лікарями, фармацевтами та іншими медичними працівниками — 92

Розділ 9: Спеціальні інструменти та обладнання — 95

- Ознайомлення зі специфічними інструментами в алергології та імунології — 96
- Обслуговування, стерилізація та безпечне використання — 98
- Технологічні інновації та їх вплив на практику — 101

- Навчання та навички, необхідні для використання інструментів — 103

Розділ 10: Управління складними ситуаціями — 107

- Пацієнти, рефрактерні до стандартного лікування — 108
- Алергія та імуносупресія у пацієнтів дитячого віку — 110
- Догляд за пацієнтами похилого віку — 112
- Виклики рідкісних та орфанних захворювань — 115

Розділ 11: Дослідження в галузі алергології та імунології — 119

- Важливість клінічних та фундаментальних досліджень — 120
- Як медичні сестри можуть зробити свій внесок у дослідження — 122
- Останні досягнення та їх наслідки — 124
- Майбутнє досліджень та нові галузі — 126

Розділ 12: Перехід на інші спеціальності або на вищі посади — 129

- Практикуюча медсестра з алергології та імунології — 130
- Перехід до викладання або навчання — 132

- Медсестра-дослідниця або консультантка　134

- Додаткові навички та навчання для кар'єрного зростання　136

Розділ 13: Огляд та перспективи　139

- Де сьогодні знаходиться алергологія та імунологія?　140

- Майбутні виклики для спеціальності та медичних сестер　142

- Інтеграція нових технологій та підходів　144

- Поради медичним сестрам, які починають свою кар'єру в цій спеціальності　147

Розділ 14: Взаємодія з іншими медичними спеціальностями　151

- Співпраця з дерматологією　152

- Взаємодія з респірологією　154

- Співпраця з гастроентерологією для лікування харчової алергії　156

- Дитяча алергологія та імунологія　159

Розділ 15: Аспекти харчування в алергології　163

- Вплив харчування на імунну систему　164

- Дієта для алергіків　166

- Прикорм та імунотерапія — 168
- Вплив сучасних дієт на алергію — 170

Розділ 16: Альтернативні та взаємодоповнюючі підходи — 173

- Народна медицина та алергії й імунодефіцити — 174
- Гомеопатія та алергологія — 176
- Натуропатичні та дієтологічні підходи — 178
- Ефективність, ризики та рекомендації — 180

Розділ 17: Екологічні проблеми та алергія — 183

- Вплив забруднення на збільшення кількості алергій — 184
- Сезонна алергія та зміна клімату — 186
- Житлові та побутові алергени — 188
- Поради щодо здорового життя в алергенному середовищі — 190

Розділ 18: Інформаційні технології в алергології та імунології — 193

- Електронні медичні картки та їх користь — 194
- Цифрові додатки та платформи для моніторингу пацієнтів — 196

- Телемедицина та дистанційна допомога — 198
- Технологічні інновації та їхній потенціал для майбутнього — 201

Розділ 19: Освіта та підвищення обізнаності — 205

- Підвищення обізнаності населення про алергію та імунологічні захворювання — 206
- Просвітницька робота з пацієнтами та сім'ями — 208
- Програми безперервної освіти для медичних сестер — 210
- Важливість популяризації науки — 212

Розділ 20: Невідкладні стани в алергології та імунології — 215

- Розпізнавання анафілактичної реакції — 216
- Протоколи невідкладної допомоги при анафілактичному шоці — 217
- Лікування серйозних ускладнень після імунотерапії — 220
- Надання невідкладної допомоги в лікарні та за її межами — 222

Розділ 21: Харчові алергії — 225

- Основні харчові алергени та як їх розпізнати — 226

- Важливість харчової історії — 228
- Втручання у випадку харчової алергії — 229
- Навчання пацієнтів та їхніх родин для запобігання зараженню — 231

Розділ 22: Дитяча алергологія та імунологія — 235

- Особливості педіатричної допомоги — 236
- Алергія у немовлят та дітей раннього віку — 238
- Психологічна підтримка дітей та їхніх сімей — 240
- Перехід до догляду за дорослими — 241

Розділ 23: Первинні імунодефіцити — 245

- Розпізнавання основних імунодефіцитних синдромів — 246
- Моніторинг пацієнтів з імунодефіцитом — 247
- Профілактика інфекцій у таких пацієнтів — 249
- Освіта та підтримка пацієнтів та їхніх родин — 251

Розділ 24: Якість життя та довгострокове спостереження — 255

- Оцінка якості життя пацієнтів з алергією та імунодефіцитом — 256

- Втручання для покращення самопочуття пацієнта — 258
- Довгострокове спостереження та міркування щодо нормального життя — 260
- Виклики та успіхи історій пацієнтів — 262

Розділ 25: Генетичні аспекти, алергологія та імунологія — 265

- Генетика алергії та імунодефіцитів — 266
- Генетичне консультування для сімей — 267
- Технологічний прогрес і генетичне тестування — 269
- Етика та соціальні наслідки генетики в алергології — 272

Розділ 26: Шкірні прояви в алергології — 275

- Кропив'янка та ангіоневротичний набряк — 276
- Атопічний дерматит та екзема — 277
- Шкірні тести: методика та інтерпретація — 279
- Лікування та догляд за шкірними захворюваннями — 281

Розділ 27: Нові таргетні методи лікування — 285

- Моноклональні антитіла в алергології — 286

- Специфічна імунотерапія: останні досягнення ... 288
- Генна терапія та стовбурові клітини для лікування імунодефіцитів ... 290
- Майбутнє лікування: дослідження та інновації ... 292

Розділ 28: Психологічна підтримка та супровід ... 295

- Психологічний вплив хронічної алергії ... 296
- Управління стресом і тривогою у пацієнтів ... 297
- Групи підтримки та мережі самодопомоги ... 299
- Специфічні техніки консультування для медсестер-алергологів ... 301

Розділ 29: Алергія на ліки ... 303

- Механізми та прояви лікарських реакцій ... 304
- Протоколи десенсибілізації ... 306
- Поради щодо уникнення взаємодії та впливу ... 308
- Роль медичної сестри в моніторингу та навчанні пацієнта ... 310

Розділ 30: Вакцинація та імунологія ... 313

- Переваги та ризики вакцин для алергіків ... 314

- Вакцинація для пацієнтів з ослабленим імунітетом — 316
- Управління алергічними реакціями на вакцини — 318
- Роль медичної сестри в просвітницькій роботі та популяризації вакцинації — 320

Розділ 31: Екологічні аспекти в приміщенні — 323

- Поширені алергени в приміщенні: пилові кліщі, пліснява, шерсть тварин — 324
- Поради щодо зменшення впливу побутових алергенів — 325
- Важливість здорового повітря в приміщенні: вологість, вентиляція, очищувачі — 328
- Виклики професійного середовища — 330

Розділ 32: Епідеміологічні аспекти — 333

- Глобальні тенденції та статистика алергії — 334
- Фактори ризику та схильність — 335
- Розуміння зростання алергії з часом — 337
- Важливість епідеміологічного нагляду — 339

Розділ 33: Міжпрофесійна співпраця — 343

- Командна робота з лікарями, фармацевтами та дієтологами … 344
- Важливість комунікації та координації догляду … 346
- Кейси: успішна міжпрофесійна співпраця … 348
- Виклики та кращі практики інтегрованої допомоги … 350

Розділ 34: Майбутній розвиток алергології та імунології … 353

- Нові дослідження та методи лікування … 354
- Розвиток методів діагностики … 355
- Майбутні виклики для медсестер … 357

Розділ 35: Висновки та перспективи … 361

- Центральна роль медичної сестри з алергології та імунології … 362
- Важливість постійного навчання … 363
- Заохочення нового покоління медсестер … 365

« Алергологія та імунологія трохи схожі на роботу детектива, який спеціалізується на таємницях людського тіла. Алерголог з'ясовує, що змушує вас чхати, свербіти та червоніти, а імунолог тренує захисну команду організму, переконуючись, що кожна клітина готова дати відсіч небажаним загарбникам. Разом вони дбають про те, щоб ви не чхали надто часто і щоб ваш захисний щит завжди був у найкращій формі! »

Розділ 1

ВСТУП АЛЕРГОЛОГІЯ ТА ІМУНОЛОГІЯ

Визначення та роль Алергологія та імунологія

Алергологія та імунологія - дві тісно пов'язані між собою медичні дисципліни, що вивчають механізми алергічних реакцій та функції імунної системи. Сфера їх застосування дуже широка і охоплює широкий спектр клінічних проявів, від простого сезонного риніту до складних імунодефіцитів, і, таким чином, зачіпає значну частину населення.

Алергологія в першу чергу займається тим, як наш організм надмірно реагує на певні речовини, відомі як алергени. Ці алергени можуть бути присутніми в нашому оточенні, наприклад, пилок, пил або їжа. Більшість людей можуть контактувати з цими речовинами без жодних проблем, але в інших цей контакт викликає алергічну реакцію. Підвищена чутливість імунної системи може проявлятися у таких легких симптомах, як чхання, або у важких, як анафілактичний шок, що може призвести до летального результату.

Імунологія, з іншого боку, присвячена вивченню імунної системи, неймовірної оборонної машини, яка захищає наш організм від інфекцій. Це складна мережа клітин, тканин і органів, які працюють разом, щоб виявити і нейтралізувати патогени, такі як бактерії, віруси та інші загрози. Однак, коли ця система не працює належним чином, чи то гіперактивна, чи то недостатньо активна, вона може спричинити цілу низку захворювань, від алергії до імунодефіциту.

Тому роль алергології та імунології подвійна. З одного боку, це виявлення, діагностика та лікування алергії, допомога пацієнтам у розумінні її тригерів, а також в управлінні або уникненні впливу алергенів. З іншого боку, спеціальність спрямована на розуміння дисфункцій імунної системи, чи то надмірна реактивність, чи то нездатність захистити організм, а також на впровадження стратегій, спрямованих на виправлення цих аномалій.

Алергологія та імунологія знаходяться на перетині багатьох медичних дисциплін, пропонуючи унікальне розуміння взаємодії між нашим організмом і навколишнім середовищем. Орієнтуючись у цьому захоплюючому світі реакцій і захисних механізмів, фахівці в цих галузях відіграють важливу роль у забезпеченні гармонійного функціонування нашої імунної системи, яка захищає наше здоров'я, не атакуючи нас самих.

Важливість спеціалізації у сучасній медицині

Сучасна медицина з її технологічними та науковими досягненнями знаходиться на передньому краї розуміння людського організму. В основі цього розуміння лежить алергологія та імунологія - спеціальність, яка проливає світло не лише на механізми, за допомогою яких наш організм захищається, але й на те, як і чому він надмірно реагує на речовини, які є нешкідливими для більшості.

В умовах, коли кількість алергічних захворювань зростає як ніколи раніше, алергологія є актуальною як ніколи. За даними Всесвітньої організації охорони здоров'я, сотні мільйонів людей страждають від респіраторних алергій, і це число продовжує зростати. Причини цього зростання залишаються предметом активних дискусій, але підозрюють, що певну роль відіграють такі фактори, як забруднення навколишнього середовища, зміни в нашому способі життя, дієті і навіть надмірна гігієна. Алергія - це не просто неприємне явище, вона може серйозно погіршити якість життя і, в крайньому випадку, призвести до летального результату.

Імунологія, тим часом, є наріжним каменем нашого розуміння багатьох захворювань, від звичайних інфекцій до аутоімунних захворювань і раку. З нещодавнім розвитком таргетних методів лікування, таких як імунотерапія для лікування раку, стає зрозуміло, що маніпуляції з імунною системою є захоплюючою межею сучасної медицини. Крім того, у світі, де постійно виникають нові та рецидивуючі захворювання, глибоке розуміння імунології є необхідним для розробки ефективних стратегій профілактики та лікування.

Ця спеціальність також відіграє вирішальну роль у сфері вакцинації, одного з найбільш трансформаційних медичних втручань нашого часу. Оскільки дебати про вакцинацію продовжують збурювати громадську думку, експерти в галузі імунології відіграють важливу роль у роз'ясненні фактів, спрямуванні досліджень і забезпеченні ефективності та безпечності вакцин.

Зрештою, алергологія та імунологія - це не просто ще одна галузь медицини; вони нерозривно пов'язані з тим, як ми взаємодіємо з навколишнім середовищем. Вони інформують і отримують інформацію з усіх галузей - від екології до соціології, від молекулярної біології до громадського здоров'я. Розкриваючи таємниці імунної системи та знаходячи рішення проблем, пов'язаних з алергією, ця спеціальність продовжує формувати сучасну медицину, обіцяючи захоплюючі та важливі досягнення для здоров'я людини в найближчі роки.

Роль та обов'язки медичної сестри в галузі алергології та імунології

У динамічній і складній медичній галузі алергології та імунології медична сестра відіграє центральну роль. Набагато більше, ніж просто підтримка лікаря, вони часто є першою контактною особою для пацієнтів, відіграючи вирішальну роль в оцінці, навчанні та загальному управлінні.

- **Оцінка стану пацієнта**: Коли пацієнти звертаються з симптомами алергії або імунодефіциту, первинне обстеження часто проводить медсестра. Вона збирає історію хвороби, проводить попередні аналізи та оцінює тяжкість і характер симптомів. Ця первинна оцінка має важливе значення для подальшого лікування.
- **Проведення тестів**: медсестри-алергологи навчені проводити шкірні тести, вимірювати рівень імуноглобулінів, проводити складні тести та інші спеціалізовані обстеження, які допомагають визначити основну причину симптомів пацієнта.
- **Інформування пацієнтів**: Однією з найважливіших ролей медсестри є інформування пацієнтів про їхній стан. Вона надає інформацію про природу алергії або імунних розладів, потенційні тригери, про те, як запобігти контакту з алергенами і як лікувати алергічну реакцію або імунну кризу.
- **Проведення лікування**: При введенні імунодепресантів, імуноглобулінів або ін'єкцій алергенів для імунотерапії, медсестра часто є тією, хто безпосередньо керує лікуванням. Вона повинна бути експертом у техніці, забезпечуючи при цьому безпеку і комфорт пацієнта.
- **Спостереження за пацієнтом**: Після завершення лікування пацієнти часто потребують

спостереження для виявлення можливих реакцій. Медсестра спостерігає за життєво важливими показниками, симптомами алергічних реакцій та будь-якими іншими побічними ефектами.
- **Міждисциплінарна співпраця**: медсестра з алергології та імунології тісно співпрацює з мультидисциплінарною командою алергологів, імунологів, дієтологів, соціальних працівників та інших медичних працівників. Така співпраця забезпечує цілісний догляд за пацієнтом.
- **Дослідження та оновлення знань**: медицина швидко розвивається, і медсестри зобов'язані бути в курсі останніх досліджень, методів лікування та рекомендацій в алергології та імунології. Вони також можуть брати активну участь у клінічних дослідженнях.
- **Емоційна підтримка**: Зіткнувшись з діагнозом алергії або імунного розладу, багато пацієнтів відчувають тривогу, розчарування або страх. Медсестра пропонує емоційну підтримку, вислуховує занепокоєння пацієнта і скеровує його до відповідних ресурсів.
- **Невідкладна допомога**: У разі виникнення важкої алергічної реакції, наприклад, анафілактичного шоку, медсестра повинна діяти швидко, щоб надати невідкладну допомогу і стабілізувати стан пацієнта.

Медсестра з алергології та імунології - це педагог, терапевт, дослідник і захисник. Її унікальна позиція на перетині клінічної допомоги, освіти та досліджень робить її незамінною опорою в догляді за пацієнтами з алергією та імунними розладами.

Розділ 2

АНАТОМІЯ ТА ФІЗІОЛОГІЯ ІМУННУ СИСТЕМУ

Ключові компоненти імунну систему

Імунна система - це складна, взаємопов'язана мережа клітин, тканин, органів і молекул, які працюють разом, щоб захистити організм від патогенів та інших зовнішніх загроз. Здатність імунної системи відрізняти своє від чужого - це диво біології, і для виконання своїх захисних функцій вона покладається на кілька ключових компонентів.

- Імунні клітини :
    - **Лімфоцити**: Вони необхідні для адаптивної імунної відповіді. Основними типами є Т-лімфоцити (які можуть безпосередньо вбивати інфіковані клітини або допомагати іншим імунним клітинам) і В-лімфоцити (які виробляють антитіла).
    - **Фагоцити** : Ці клітини "поїдають" загарбників. Макрофаг є добре відомим фагоцитом, як і нейтрофіл.
    - **NK (природні кілери)**: Вони здатні безпосередньо вбивати певні інфіковані або пухлинні клітини.
- **Антитіла**: це спеціальні білки, що виробляються В-лімфоцитами у відповідь на специфічний антиген. Вони зв'язуються з цим антигеном, позначаючи його для знищення або безпосередньо нейтралізуючи його функцію.
- Лімфоїдні органи :
    - **Кістковий мозок**: це місце народження клітин крові, в тому числі більшості імунних клітин.
    - **Тимус**: це місце, де дозрівають Т-лімфоцити.

- **Лімфатичні вузли**: діють як фільтри, вловлюючи патогени та піддаючи їх впливу імунних клітин.
- **Селезінка**: фільтрує кров, піддаючи її впливу імунних клітин і знищуючи старі еритроцити.
- Фізичні та хімічні бар'єри:
    - **Шкіра**: це перша лінія захисту, що діє як фізичний бар'єр.
    - **Слизові оболонки**: знаходяться в дихальному, травному та сечостатевому трактах, виділяють слиз, який затримує патогенні мікроорганізми.
    - **Травні ферменти**: у шлунку вони знищують багато патогенних мікроорганізмів, які потрапляють до організму.
- **Цитокіни та хемокіни**: це сигнальні білки, які модулюють активність імунної системи, стимулюючи або пригнічуючи різні реакції.
- **Система комплементу**: це набір білків крові, які при активації можуть пробивати мембрану бактерій і знищувати їх.
- **Дендритні клітини**: "презентують" фрагменти патогенів Т-лімфоцитам, відіграючи важливу роль у поєднанні вродженого та адаптивного імунітету.

Координація цих компонентів дозволяє імунній системі швидко захищатися від загроз (вроджений імунітет), одночасно розвиваючи імунну пам'ять на загрози, з якими вона стикалася раніше (адаптивний імунітет). Саме ця здатність "пам'ятати" використовується, коли ми застосовуємо вакцини для профілактики захворювань. У чудовому балеті імунітету кожен компонент відіграє важливу роль у забезпеченні здоров'я і благополуччя людини.

Як це працює імунну систему

Імунна система - це диво координації та адаптивності. Вона захищає організм від патогенних мікроорганізмів, таких як віруси, бактерії та паразити, а також від пухлинних клітин. Її здатність розрізняти те, що належить організму (Я), і те, що є чужорідним (не-Я), є фундаментальною для її функції. Ось як це працює:

- **Вроджений імунітет**: це перша лінія захисту, що забезпечує швидку, але неспецифічну реакцію проти загарбників.
    - **Фізичні бар'єри**: Шкіра та слизові оболонки перешкоджають проникненню патогенів.
    - **Запальна реакція**: у разі травми або інфекції розширені кровоносні судини дозволяють більшій кількості білих кров'яних тілець дістатися до місця ураження, викликаючи почервоніння, жар і набряк.
    - **Фагоцитоз**: фагоцити, як і макрофаги, "поїдають" загарбників.
    - **Білки комплементу**: вони можуть безпосередньо атакувати мембрану патогена або мітити його для фагоцитозу.
- **Адаптивний імунітет**: він розвивається довше, але є специфічним і має імунну пам'ять.
    - **Т-лімфоцити**: після дозрівання в тимусі вони можуть розпізнавати специфічні антигени за допомогою рецепторів. Деякі з них, цитотоксичні Т-лімфоцити, безпосередньо знищують інфіковані клітини, тоді як Т-лімфоцити-хелпери стимулюють інші частини імунної системи.
    - **В-лімфоцити**: після активації вони диференціюються в плазматичні клітини, які виробляють антитіла, специфічні до

антигену. Ці антитіла можуть нейтралізувати або позначити патоген для знищення.
- **Імунна пам'ять**: після першого контакту зберігається пам'ять В- і Т-лімфоцитів. Якщо той самий патоген зустрічається знову, відповідь буде швидшою та сильнішою.
- Комунікація та регулювання:
  - **Цитокіни**: ці білки сигналізують і координують активність різних імунних клітин. Вони можуть стимулювати або пригнічувати імунну відповідь.
  - **Регуляторні клітини**: певні клітини, такі як регуляторні Т-лімфоцити, допомагають модулювати або вимикати імунну відповідь, щоб запобігти пошкодженню здорових тканин.
- Усвідомлення себе і не-себе:
  - **Головні комплекси гістосумісності (MHC)**: ці білки на поверхні клітин відображають фрагменти антигену. MHC класу I присутній майже на всіх клітинах і показує, що є "нормальним". MHC класу II присутній на певних імунних клітинах і показує чужорідні антигени.
- Спостереження та захист від раку:
  - **Протипухлинний імунітет**: імунна система розпізнає і націлюється на аномальні клітини. NK-клітини та цитотоксичні Т-лімфоцити відіграють особливо важливу роль у розпізнаванні та знищенні пухлинних клітин.

Імунна система є дивом балансу: занадто активна, і вона може атакувати власні тканини організму, що призводить до аутоімунних захворювань; недостатньо активна, і вона робить організм вразливим до інфекцій.

Тому її належне функціонування має важливе значення для нашого виживання.

Дисбаланси та імунодефіцит

Імунна система має важливе значення для захисту організму від чужорідних загарбників. Однак іноді вона може давати збої, що призводить до дисбалансу або збоїв. Ці порушення можуть зробити людину більш вразливою до інфекцій, викликати реакції проти власних тканин або призвести до підвищеної чутливості до зазвичай нешкідливих речовин.

- Імунодефіцити:
    - **Первинні імунодефіцити**: ці генетичні порушення впливають на здатність організму боротися з інфекціями. Приклади: дефіцит IgA, X-зчеплена агаммаглобулінемія.
    - **Вторинні імунодефіцити**: виникають внаслідок інших захворювань або медикаментозного лікування. Наприклад, ВІЛ/СНІД вражає Т-лімфоцити, а хіміотерапія або терапія кортикостероїдами може знизити імунну активність.
- Аутоімунні захворювання:
    - Ці стани виникають, коли імунна система помилково атакує власні клітини і тканини організму. Приклади включають розсіяний склероз (вражає нервову систему), системний червоний вовчак (вражає кілька органів) або ревматоїдний артрит (вражає суглоби).
- Алергія:
    - Алергічні реакції виникають, коли імунна система надмірно реагує на зазвичай

нешкідливу речовину, яка називається алергеном. Це може призвести до таких симптомів, як кропив'янка, астма або, у важких випадках, анафілактичний шок.
- Запальні захворювання:
  - Іноді імунна система може викликати надмірне або неадекватне запалення, навіть за відсутності інфекції або травми. Прикладами є такі захворювання, як хвороба Крона або виразковий коліт.
- Рак імунної системи:
  - Ці види раку, такі як лейкемія та лімфома, виникають у клітинах самої імунної системи. Вони можуть порушувати імунну функцію і часто вимагають агресивного медичного втручання.
- Реакції відторгнення:
  - Після пересадки органів імунна система реципієнта може розпізнати новий орган як чужорідний і атакувати його, що призводить до відторгнення трансплантата. Щоб зменшити цю реакцію, призначають імунодепресанти.
- Синдроми імунної активації:
  - У деяких випадках може відбуватися надмірна і неконтрольована активація імунної системи, що призводить до тяжких системних симптомів. Синдром вивільнення цитокінів, який іноді спостерігається після певних видів імунотерапії, є одним із прикладів.

Ці дисбаланси та збої демонструють надзвичайну важливість добре відрегульованої імунної системи. Раннє розпізнавання та належне лікування цих станів мають важливе значення для запобігання ускладнень та покращення якості життя пацієнтів.

Розділ 3

ОСНОВНІ АЛЕРГІЧНІ ТА ІМУНОЛОГІЧНІ ЗАХВОРЮВАННЯ

Респіраторна алергія

Респіраторні алергії є одними з найпоширеніших алергічних захворювань. Вони виникають через надмірну імунну реакцію організму на алергени, що містяться в повітрі, яким ми дихаємо. Вони можуть вражати верхні дихальні шляхи, такі як ніс, або нижні дихальні шляхи, такі як бронхи.

- Причини респіраторної алергії :
    - **Пилок**: Пилкові зерна дерев, трав і трав є поширеними алергенами.
    - **Пилові кліщі**: ці крихітні істоти живуть у домашньому пилу і є основною причиною респіраторної алергії.
    - **Шерсть тварин**: білки, присутні в слині, сечі та лупі тварин, можуть викликати алергічні реакції.
    - **Пліснява**: спори плісняви, присутні у вологому середовищі, також є потенційними алергенами.
    - **Тарган**: Екскременти та частини тіла можуть бути алергенами для деяких людей.
- Симптоми:
    - **Алергічний риніт**: чхання, свербіж у носі, закладеність або нежить, сльозотеча та свербіж очей.
    - **Алергічна астма**: кашель, задишка, хрипи та відчуття стиснення в грудях. Це запалення нижніх дихальних шляхів у відповідь на дію алергену.
- Діагноз:
    - **Шкірні тести**: екстракти алергенів наносяться на шкіру за допомогою невеликого уколу, щоб визначити алергени.

- **Аналіз крові (специфічний IgE)**: Вимірює кількість антитіл IgE, що виробляються у відповідь на певні алергени.
- **Вимірювання пікової швидкості видиху**: використовується для оцінки функції легень у хворих на астму.
- Лікування :
  - **Уникнення алергенів**: найкращий спосіб боротьби з алергією - це уникнення контакту з алергеном. Наприклад, використовуючи чохли від пилових кліщів або обмежуючи контакт з домашніми тваринами.
  - **Симптоматичне лікування**: можуть бути призначені антигістамінні препарати, назальні кортикостероїди, бронхолітики та інші.
  - **Імунотерапія (десенсибілізація)**: Метою цього методу є поступове звикання організму до алергену, щоб зменшити вираженість алергічної реакції.
- Профілактика
  - **Контроль навколишнього середовища**: знижуйте вологість для боротьби з пліснявою, використовуйте очищувачі повітря та уникайте спати з відкритими вікнами в сезон пилкування.
  - **Освіта**: Розуміння власної алергії, знання того, що її провокує і як цього уникнути.

Респіраторна алергія, якщо її не лікувати належним чином, може суттєво вплинути на якість життя людини. Для забезпечення оптимального лікування часто необхідний мультидисциплінарний підхід із залученням алергологів, пульмонологів і, звичайно ж, спеціалізованих медсестер.

Харчові та шкірні алергії

Харчова та шкірна алергія є поширеними проявами аномальної імунної реакції на зазвичай нешкідливі речовини. Вони можуть мати різний ступінь тяжкості, від легкого свербежу до реакцій, що загрожують життю.

- **Харчова алергія :**
  - Причини:
    - Певні продукти частіше викликають алергію, наприклад, арахіс, коров'яче молоко, яйця, риба, молюски, соя, пшениця та горіхи.
  - Симптоми:
    - Ці алергії можуть викликати свербіж у роті, набряк губ або горла, шкірні висипання, біль у животі, діарею, блювоту і, в найсерйозніших випадках, анафілактичний шок.
  - Діагноз:
    - Шкірний тест, аналіз крові на виявлення специфічного IgE та пероральний провокаційний тест під наглядом лікаря.
  - Лікування:
    - Суворе уникнення харчового алергену, антигістамінні препарати та адреналінові автоін'єктори для лікування анафілактичних реакцій.
- **Шкірна алергія:**
- <u>Контактний дерматит:</u>
  - Викликається прямим контактом з алергеном (наприклад, нікель, латекс, парфуми, консерванти).
  - Симптоми: почервоніння, свербіж, пухирі.

- Діагноз: патч-тест.
  - Лікування: уникнення контакту з алергеном, кортикостероїдні креми.
- Кропив'янка:
  - Шкірні висипання, що характеризуються підвищеними, сверблячими червоними плямами.
  - Може бути викликана їжею, ліками, укусами комах або іншими факторами.
- Діагностика: анамнез, шкірні тести, аналізи крові.
- Лікування: антигістамінні препарати, уникнення тригерів.
  - Атопічний дерматит (екзема):
  - Запальне захворювання шкіри з алергічним компонентом.
- Симптоми: сухість, почервоніння, свербіж.
- Лікування: інтенсивне зволоження, кортикостероїдні креми, уникнення виявлених алергенів.

- **Профілактика та освіта:**
  - Найкраща стратегія лікування алергії - запобігти впливу виявлених алергенів.
  - Навчання пацієнтів і тих, хто їх оточує, має вирішальне значення, особливо з точки зору розпізнавання ранніх ознак алергічної реакції і знання того, як втрутитися, зокрема, за допомогою автоін'єктора епінефрину.

Як харчова, так і шкірна алергія вимагають ретельного, індивідуального догляду. Медичні сестри відіграють вирішальну роль у навчанні та спостереженні за пацієнтами, а також у реалізації планів дій у разі виникнення алергічної реакції. Тісна співпраця з алергологами та дерматологами забезпечує оптимальний догляд та покращення якості життя пацієнтів.

Імунна недостатність первинний та вторинний

Імунні дефіцити являють собою гетерогенну групу захворювань, що виникають внаслідок збою в роботі імунної системи, який може бути зумовлений генетичними або набутими факторами. Ці дефіцити можуть зробити людей більш сприйнятливими до інфекцій, аутоімунних захворювань або навіть раку.

- **Первинний імунодефіцит (ПІД):**
  - Визначення:
    - ДІП - це спадкові або вроджені порушення імунної системи. Зазвичай їх діагностують у дитинстві, але деякі з них можуть не проявлятися до дорослого віку.
  - Загальні типи :
    - Вроджений агранулоцитоз: дефіцит нейтрофілів.
    - **Дефіцит IgA**: нестача імуноглобуліну А.
    - **Синдром Ді Джорджа:** вроджена відсутність тимуса.
    - Синдром тяжкого комбінованого імунодефіциту (SCID): відсутність функції Т- і В-клітин.
  - Діагноз:
    - Історія інфекцій, аналізи крові (аналіз імуноглобулінів, кількість лімфоцитів), генетичні аналізи.

- Лікування:
  - Антибіотикопрофілактика, внутрішньовенне або підшкірне введення імуноглобулінів, трансплантація кісткового мозку або стовбурових клітин для певних типів.
- **Вторинний імунодефіцит:**
  - Визначення:
    - Ці дефіцити не є спадковими, а виникають внаслідок хвороби або зовнішніх умов. Вони є більш поширеними, ніж DIP.
  - Загальні причини:
    - Хвороби (ВІЛ, деякі види раку, ниркова недостатність), недоїдання, старіння, певні ліки (кортикостероїди, імунодепресанти), медичне лікування (хіміотерапія, радіотерапія).
  - Діагноз:
    - Клінічна оцінка, аналізи крові, виявлення основної причини.
  - Лікування:
    - Усунення основної причини (наприклад, антиретровірусні препарати для лікування ВІЛ), профілактика інфекцій, імуноглобуліни, корекція причинних препаратів.
- **Наслідки для сестринської практики:**
  - Оцінка :
    - Медсестри повинні знати ознаки та симптоми рецидивуючих або атипових інфекцій.
  - Освіта :
    - Інформуйте пацієнтів та їхні сім'ї про профілактику інфекцій, тривожні

симптоми та важливість регулярних медичних оглядів.
- Управління лікуванням :
  - Введення імуноглобулінів, посттрансплантаційний догляд, лікування побічних ефектів ліків.
- Психологічна підтримка:
  - Імунодефіцит може мати значний психологічний вплив, що вимагає відповідної підтримки.

Розуміння імунодефіцитів має важливе значення для медичних працівників. Медичні сестри, зокрема, відіграють ключову роль у веденні, навчанні та підтримці пацієнтів, які живуть з цими порушеннями. Міждисциплінарна співпраця з імунологами, гематологами та іншими фахівцями має вирішальне значення для надання оптимальної допомоги.

Аутоімунні захворювання

У складному світі імунології аутоімунні захворювання займають особливе місце. Вони виникають внаслідок неадекватної атаки імунної системи на нормальні тканини та органи організму, розпізнаючи їх як чужорідні. Така дисфункція імунної системи може призвести до хронічного запалення і пошкодження тканин.

- Розуміння аутоімунних захворювань :
  - Визначення:
    - Аутоімунні захворювання розвиваються, коли організм виробляє імунні реакції проти власних клітин, тканин або органів.

- Причина:
  - Точна причина залишається невідомою, але генетичні, екологічні та гормональні фактори, схоже, відіграють певну роль.
- Поширені аутоімунні захворювання:
  - Ревматоїдний артрит:
    - Впливає на суглоби, викликаючи біль, скутість і, можливо, деформацію.
  - Системний червоний вовчак:
    - Може впливати на шкіру, суглоби, нирки, серце та нервову систему.
  - Розсіяний склероз:
    - Впливає на центральну нервову систему, що призводить до порушення рухливості, зору та чутливості.
  - Цукровий діабет 1 типу:
    - Руйнування бета-клітин підшлункової залози, що призводить до нестачі інсуліну.
  - Хвороба Хашимото:
    - Атака на щитовидну залозу, що часто спричиняє гіпотиреоз.
- Діагноз:
  - На основі клінічних симптомів, аналізів крові (на наявність аутоімунних антитіл), а іноді й біопсії.
- Лікування:
  - Варіюється залежно від захворювання, але зазвичай включає імунодепресанти, протизапальні засоби та інші види лікування, специфічні для даного захворювання.
- Роль медсестри:
  - Оцінка:

- Виявити симптоми та потенційні ускладнення, оцінити біль та функціональний вплив.
- Освіта :
  - Інформування пацієнтів про їхню хворобу, ліки, побічні ефекти та стратегії самодопомоги.
- Управління лікуванням :
  - Введення ліків, моніторинг побічних ефектів, догляд за ураженими ділянками.
- Психосоціальна підтримка:
  - Життя з аутоімунним захворюванням може бути стресовим та емоційно важким. Медсестра відіграє ключову роль у наданні емоційної підтримки та консультуванні.
- Перспективи та виклики:
  - Аутоімунні захворювання можуть бути непередбачуваними, з періодами загострення та ремісії.
  - Сучасні методи лікування спрямовані на контроль симптомів і зменшення запалення, але вони можуть мати побічні ефекти.
  - Дослідження продовжують вивчати основні причини і розробляти нові, більш цілеспрямовані методи лікування.

Аутоімунні захворювання - це велика і складна галузь медицини, яка вимагає глибокого розуміння і ретельного лікування. Медична сестра, працюючи з мультидисциплінарною командою, знаходиться в центрі ведення пацієнта, забезпечуючи догляд, підтримку та освіту, необхідні для подолання викликів, пов'язаних з цими станами.

Розділ 4

МЕТОДИ ДІАГНОСТИКИ В ГАЛУЗІ АЛЕРГОЛОГІЇ ТА ІМУНОЛОГІЇ

Анамнез та клінічне обстеження

Збір анамнезу та клінічне обстеження є фундаментальними основами медичної оцінки. В алергології та імунології ці етапи мають вирішальне значення для виявлення потенційних тригерів, розуміння природи реакцій і постановки точного діагнозу.

- **Історія хвороби:**
    - Визначення:
        - Збір анамнезу - це мистецтво збирати історію хвороби пацієнта, звертаючи особливу увагу на симптоми, сімейний анамнез, експозицію та будь-які інші фактори, що мають відношення до справи.
    - Значення в алергології та імунології:
        - Виявлення потенційного впливу: їжа, ліки, навколишнє середовище.
    - Хронологія симптомів: початок, тривалість, вираженість, а також фактори, що провокують або пом'якшують симптоми.
        - Особистий та сімейний анамнез: аутоімунні захворювання або алергія в сім'ї, щеплення, часті інфекції.
    - Медикаменти та лікування: Застосування антигістамінних препаратів, кортикостероїдів, епізодична госпіталізація.

- **Клінічне обстеження:**
    - Перевірка:
        - Спостереження за шкірою (висипання, кропив'янка, екзема), очима (алергічний кон'юнктивіт), носом (риніт), ротом і горлом.

- Пальпація:
    - Перевірка лімфатичних вузлів, пальпація живота (для виявлення спленомегалії або гепатомегалії).
- Аускультація:
    - Прослуховування легень для виявлення хрипів або інших відхилень, аускультація серця.
- Конкретні тести:
    - Шкірні тести для виявлення алергії, тести функції легень та інші відповідні тести залежно від симптомів.
- Роль медсестри:
    - Підготовка пацієнта:
        - Поясніть процес, заспокойте пацієнта, переконайтеся, що пацієнт перебуває в найкращому стані для обстеження (наприклад, не приймав антигістамінні препарати перед проведенням шкірного тесту).
    - Допомога під час іспиту:
        - Асистує лікарю, готуючи та проводячи аналізи, спостерігаючи за реакцією пацієнта та забезпечуючи комфорт.
    - Освіта:
        - Поясніть результати, проінструктуйте пацієнта щодо лікування симптомів, прийому ліків та профілактичних заходів.
    - Документація:
        - Детально і точно занотовуйте симптоми, результати аналізів і рекомендації.

- **Конкретні виклики та міркування:**
  - Іноді невловимий характер алергії або імунних розладів може вимагати повторних візитів і поглибленого обстеження.
  - Алергічні тести можуть бути незручними і вимагають ретельного спостереження за можливими реакціями.
  - Встановлення довірчих стосунків має важливе значення для отримання точної та повної інформації.

Збір анамнезу та клінічне обстеження є важливими етапами постановки діагнозу в алергології та імунології. Медична сестра відіграє центральну роль у цьому процесі, підтримуючи зв'язок між пацієнтом і лікарем, полегшуючи обстеження і надаючи необхідний догляд та освіту. У цій галузі кожна деталь має значення, і ретельна оцінка може мати вирішальне значення для догляду за пацієнтом.

Шкірні тести

В алергології шкірні тести відіграють провідну роль у виявленні алергенів, що викликають симптоми у пацієнта. Незважаючи на те, що ці тести здаються простими на перший погляд, вони вимагають точних знань і ретельної інтерпретації.

- Принцип шкірних тестів :
  - Вступ :
    - Шкірні проби передбачають вплив на шкіру невеликої кількості потенційних алергенів, щоб побачити, чи виникає реакція.

- Методологія
    - Алергени зазвичай наносять на передпліччя або спину пацієнта за допомогою маленького ланцета, який злегка проколює шкіру.
    - Позитивна реакція зазвичай проявляється у вигляді свербежу, почервоніння або підвищення шкіри, схожого на укус комара.
- Види шкірних тестів :
    - Тест на укол:
        - Краплі, що містять алергени, наносяться на шкіру, а потім обережно проколюються через краплю.
    - Внутрішньошкірний тест :
        - Невелика кількість алергену вводиться трохи нижче поверхні шкіри.
    - Тести виправлень :
        - Алергени наносяться у вигляді пластирів, які потім фіксуються на шкірі, зазвичай на 24-48 годин.
- Роль медсестри:
    - Підготовка пацієнта:
        - Поінформуйте пацієнта про те, як буде проводитися тест, і переконайтеся, що пацієнт не приймає ліки, які можуть вплинути на тест, наприклад, антигістамінні препарати.
    - Проведення тесту :
        - Нанесіть алергени обережно і в певному порядку, а також спостерігайте за реакцією пацієнта під час і після тесту.

- Освіта та консультації:
    - Поясніть результати, проконсультуйте щодо лікування виявленої алергії та надайте рекомендації щодо уникнення відповідних алергенів.
- Інтерпретація та обмеження:
    - Позитивна реакція вказує на те, що у пацієнта, ймовірно, є алергія на досліджуваний алерген.
    - Однак позитивна реакція не завжди означає, що саме цей алерген є причиною симптомів у пацієнта.
    - Іноді можуть бути хибнопозитивні або хибнонегативні реакції.
    - Для постановки точного діагнозу дуже важливо поєднувати результати шкірних тестів з історією хвороби та іншими обстеженнями.
- Заходи безпеки :
    - Шкірні тести загалом безпечні, але існує невеликий ризик серйозної алергічної реакції.
    - Медсестра повинна бути навчена розпізнавати та лікувати будь-яку анафілактичну реакцію.

Шкірне тестування є важливим інструментом у діагностичному арсеналі алерголога. Медична сестра, як центральна ланка в цьому процесі, забезпечує правильне проведення тесту, належне інформування пацієнта та постійне дотримання безпеки. Хоча це рутинна процедура, її важливість для точної діагностики алергії не можна недооцінювати.

Спірометрія
та інші функціональні тести

Спірометрія, разом з іншими тестами дихальної функції, є фундаментальним методом діагностики та моніторингу захворювань легень, особливо тих, що пов'язані з респіраторними алергіями або імунними розладами. Ці тести оцінюють здатність легенів вдихати і видихати повітря і мають вирішальне значення для визначення функції легенів пацієнта.

- Спірометрія:
    - Визначення:
        - Спірометрія вимірює кількість (об'єм) і швидкість (потік) повітря, яке людина може вдихнути і видихнути.
    - Показання:
        - Оцінка таких симптомів, як задишка, хронічний кашель або хрипи.
        - Моніторинг таких захворювань, як астма, хронічна обструктивна хвороба легень (ХОЗЛ) та інші легеневі захворювання.
        - Оцінка реактивності бронхів.
    - Основні виміряні параметри :
        - Об'єм форсованого видиху в секундах (ОФВ1): об'єм повітря, що видихається протягом першої секунди форсованого видиху.
        - Форсована життєва ємність легень (ФЖЄЛ): загальний об'єм повітря, що видихається під час форсованого видиху.
        - Співвідношення FEV1/FVC, яке при зниженні може вказувати на обструкцію.

- Інші функціональні тести :
    - Бронхіальний провокаційний тест :
        - Оцінка реактивності дихальних шляхів на різні подразники (наприклад, метахолін).
    - Вимірювання пікової швидкості видиху (PEF) :
        - Вимірювання максимальної швидкості видиху. Корисно для щоденного моніторингу астми.
    - Плетизмографія тіла:
        - Вимірювання загальної ємності легень та залишкового об'єму.
- Роль медсестри:
    - Підготовка пацієнта:
        - Поясніть процедуру, переконайтеся, що пацієнт не приймає жодних ліків, які можуть вплинути на результати тесту, і перевірте, чи не було у пацієнта нещодавнього нападу астми.
    - Проведення тесту :
        - Посадіть пацієнта, покажіть йому, як користуватися пристроєм, проведіть його через тест і переконайтеся, що маневри виконуються правильно.
    - Усний переклад та консультації:
        - Прочитайте і запишіть результати, обговоріть їх з лікарем, розкажіть пацієнтові про значення результатів і подальші дії.
- Запобіжні заходи та обмеження:
    - Випробування повинні проводитися за суворими протоколами, щоб гарантувати їхню достовірність.
    - Пацієнти повинні вміти правильно виконувати маневри, що може бути складно для певних вікових груп або захворювань.

- Тести можуть викликати симптоми у пацієнтів з респіраторними захворюваннями, тому так важливо мати під рукою рятівні ліки.

Спірометрія та інші функціональні тести є важливими інструментами для оцінки функції легень. Роль медичної сестри має вирішальне значення не лише у проведенні тестів, але й у навчанні та підтримці пацієнта. Правильно виконані тести надають цінну інформацію для діагностики, лікування та подальшого спостереження за легеневими захворюваннями.

Біологічні тести

У світі алергології та імунології біологічні тести відіграють життєво важливу роль. Вони дозволяють аналізувати і розуміти імунологічні механізми, що лежать в основі захворювань, ставити точні діагнози, відстежувати розвиток патологій і керувати лікуванням. Медичні сестри, які знаходяться в центрі цього процесу, часто першими контактують з пацієнтами, збирають необхідні зразки і розповідають їм про важливість цих аналізів.

- Зразки крові:
    - Тест на алергію:
        - Аналіз на загальний та специфічний IgE: для виявлення сенсибілізації до певних алергенів.
    - Імуноферментний аналіз:
        - Імунофенотипування: аналіз різних субпопуляцій імунних клітин.
        - Вимірювання імуноглобулінів (IgA, IgG, IgM та ін.): для оцінки гуморальної імунної відповіді.

- Інші аналізи :
  - Загальний аналіз крові, швидкість осідання, С-реактивний білок (СРБ): для оцінки запалення або інших реакцій імунної системи.
- Аналізи сечі :
  - Аналіз сечі: використовується для виявлення патологій нирок, часто пов'язаних з певними аутоімунними захворюваннями.
- Шкірні тести та біопсія:
  - Біопсія шкіри: у випадку уражень шкіри, для визначення їх походження (алергічне, аутоімунне, інше).
- Інші зразки :
  - Пункція кісткового мозку, забір спинномозкової рідини, біопсія інших органів: за клінічними показаннями.
- Роль медсестри:
  - Прямий дебет :
    - Взяття зразків крові, консультування та заспокоєння пацієнтів, забезпечення належного зберігання та відправлення зразків до лабораторії.
  - Освіта :
    - Поінформуйте пацієнта про характер і мету кожного тесту, очікувані результати та процедуру забору зразків.
    - Проконсультуйте пацієнта щодо запобіжних заходів, яких слід вжити перед взяттям зразка (голодування, відмова від прийому ліків тощо).
  - Продовження:
    - Проінформуйте пацієнта про отримання результатів і передайте їх

лікарю для інтерпретації та обговорення.
- Інтерпретація та обмеження:
    - Всі результати повинні інтерпретуватися в поєднанні з клінічними симптомами, історією хвороби та іншими дослідженнями.
    - Аномальні результати не обов'язково означають хворобу; вони часто вимагають подальших досліджень.
    - На результати можуть впливати багато факторів, включаючи прийом ліків, вік та інші медичні умови.

Біологічні тести є важливими інструментами в алергології та імунології. Їх різноманітність і специфічність відкривають унікальне вікно у внутрішні механізми організму. Медична сестра, як основна сполучна ланка між пацієнтом і лабораторією, відіграє ключову роль у проведенні, навчанні та моніторингу цих тестів, тим самим гарантуючи найкращий можливий догляд за пацієнтом.

Розділ 5

РОЗПОРЯДОК ДНЯ МЕДСЕСТРИ В ГАЛУЗІ АЛЕРГОЛОГІЇ ТА ІМУНОЛОГІЇ

Підготовка пацієнтів до аналізів

Правильна підготовка пацієнтів до алергологічних та імунологічних тестів має вирішальне значення для забезпечення точних і надійних результатів. Медична сестра часто є першою контактною особою для пацієнта і відіграє життєво важливу роль у забезпеченні розуміння пацієнтом важливості підготовки, а також конкретних кроків, яких слід дотримуватися.

- Інформування та навчання пацієнтів:
    - Розуміння тесту :
    - Поясніть пацієнтові суть тесту, його мету і те, що він може виявити.
    - Реагування на занепокоєння:
    - Відповідаємо на запитання, розвіюємо страхи та даємо практичні поради.
    - Конкретні інструкції :
    - Надайте чіткі інструкції щодо того, що пацієнт повинен робити або чого уникати перед тестом.
- Підготовка до забору крові:
    - **Голодування**: деякі аналізи вимагають голодування від 8 до 12 годин.
    - **Медикаменти:** Поінформуйте пацієнта про будь-які ліки, які можуть вплинути на результати, і обговоріть можливість тимчасової відміни їх прийому.
    - **Емоційний та фізичний стан**: стрес або інтенсивні фізичні навантаження можуть вплинути на певні результати. Порадьте пацієнтові розслабитися та уникати інтенсивних фізичних навантажень перед тестом.

- Підготовка до шкірних тестів :
    - **Антигістамінні** препарати: ці ліки можуть спотворити результати, тому їх часто слід відмінити за кілька днів до тесту.
    - **Креми та лосьйони**: уникайте нанесення засобів місцевої дії на тестовану ділянку.
    - **Стан шкіри**: Шкіра повинна бути в хорошому стані, без висипань або активних уражень.
- Підготовка до спірометрії :
    - **Бронходилататори**: їх можна відмінити перед тестом, залежно від рекомендацій лікаря.
    - **Куріння**: Уникайте куріння принаймні за 6 годин до тесту.
    - **Фізичні навантаження**: Уникайте напружених фізичних вправ перед тестом.
    - **Ситна їжа**: Уникайте прийому великої кількості їжі перед дослідженням, щоб не обмежувати життєву ємність легенів.
- Підготовка до інших функціональних тестів :
    - Надайте конкретні вказівки для кожного тесту, включаючи дієтичні обмеження, ліки, яких слід уникати, та спеціальні фізичні вправи.
- Нагадування та подальші дії:
    - **Нагадування**: надсилайте нагадування телефоном, SMS або електронною поштою, щоб переконатися, що пацієнт пам'ятає дату тесту та інструкції з підготовки.
    - **День тесту**: Перед початком тесту коротко перегляньте з пацієнтом інструкцію та переконайтеся, що він правильно її виконує.
    - **Після тесту**: Поінформуйте пацієнта про те, що буде далі, наприклад, коли він може очікувати на результати.

Підготовка пацієнта є важливим етапом у забезпеченні надійних і точних результатів тестування в алергології та імунології. Медична сестра з її орієнтованим на пацієнта підходом, освітніми та комунікативними навичками ідеально підходить для того, щоб провести пацієнта через цей процес.

Адміністрація специфічні методи лікування

Одне з основних завдань медичної сестри в алергології та імунології - проведення специфічного лікування. Ці часто складні методи лікування вимагають спеціальних знань, постійної пильності та відмінної комунікації з пацієнтом, щоб забезпечити їхню безпеку та ефективність.

- Розуміння методів лікування :
    - **Природа ліків**: Глибокі знання про ліки, що призначаються, їхні механізми дії, переваги та побічні ефекти.
    - **Специфічні протоколи**: ознайомлення з протоколами введення з точки зору дозування, способу введення та частоти.
- Імуномодулюючі препарати:
    - Імунотерапія алергенами (десенсибілізація):
        - Приготування та введення доз.
        - Спостерігати за пацієнтом під час та після ін'єкції на предмет можливих реакцій.
        - Інформування пацієнтів про тривалість лікування та важливість дотримання режиму.
    - Біотерапія:
        - Введення біологічних препаратів, таких як моноклональні антитіла.

- Моніторинг потенційних побічних ефектів та інформування пацієнтів про те, на що слід звернути увагу.
- Лікування аутоімунних захворювань :
  - Імунодепресанти:
    - Прийом препаратів, що знижують активність імунної системи.
    - Навчання тому, як боротися з побічними ефектами та як важливо дотримуватися лікарських рекомендацій.
  - Терапія кортикостероїдами:
    - Застосування кортикостероїдів, з особливою увагою до дозування та тривалості лікування.
    - Поінформуйте пацієнта про побічні ефекти та необхідність не припиняти лікування раптово.
- Внутрішньовенне введення:
  - Внутрішньовенний імуноглобулін (IVIG) :
  - Підготовка та введення відповідно до встановлених протоколів.
  - Моніторинг потенційних реакцій під час інфузії.
- Навчання та подальші дії:
  - Чіткі інструкції :
    - Надайте пацієнту чіткі інструкції щодо прийому ліків, моніторингу побічних ефектів та лікування будь-яких реакцій.
  - Прихильність до лікування:
    - Популяризуйте важливість дотримання призначеного лікування та обговоріть потенційні бар'єри на шляху до його дотримання.

- Запропонуйте стратегії, які допоможуть пацієнтам інтегрувати лікування в їхнє повсякденне життя.
- Спілкування з медичною командою:
  - Тісна співпраця з лікарями, фармацевтами та іншими медичними працівниками, щоб гарантувати, що пацієнт отримає оптимальне лікування, а будь-які проблеми чи ускладнення будуть оперативно вирішені.

Проведення специфічного лікування в алергології та імунології - це сфера, в якій медична сестра відіграє вирішальну роль. Вона є практиком, освітянином і захисником пацієнтів, гарантуючи, що кожна людина отримає максимально безпечну та ефективну допомогу.

Терапевтичне навчання пацієнтів

Терапевтична освіта лежить в основі алергологічної та імунологічної допомоги. Її мета - дати пацієнтам право голосу щодо власного здоров'я, надати їм інструменти, необхідні для розуміння їхньої хвороби та лікування, а також підтримати їх у повсякденному управлінні своїм станом. Медична сестра, завдяки своїй близькості до пацієнта та комунікативним навичкам, часто перебуває на передньому краї цієї місії.

- Розуміння важливості терапевтичної освіти:
  - **Автономія пацієнта**: Мета полягає в тому, щоб дати можливість пацієнтам приймати поінформовані рішення щодо свого здоров'я.
  - **Краща прихильність до лікування**: добре поінформований пацієнт, як правило, більш

схильний правильно дотримуватися свого лікування.
- Оцінка освітніх потреб:
  - **Початкова оцінка**: Визначте попередні знання, переконання та ставлення пацієнта до хвороби та лікування.
  - **Постановка цілей**: визначення цілей навчання, адаптованих до кожного пацієнта.
- Інструменти та методи навчання:
  - **Письмові матеріали**: брошури, інформаційні листи, щоденники моніторингу.
  - **Семінари та інтерактивні заняття**: дискусійні групи, практичні воркшопи, демонстрації.
  - **Цифрові технології**: додатки, навчальні відео, онлайн-платформи.
- Вчення про хворобу :
  - **Розуміння хвороби**: пояснення основних механізмів, симптомів і прогнозу.
  - **Розпізнавання ознак і симптомів**: навчити пацієнтів розпізнавати ознаки загострення або алергічної реакції.
- Управління лікуванням :
  - **Знання про ліки**: Пояснення різних методів лікування, способів їхньої дії, переваг та потенційних побічних ефектів.
  - **Призначення лікування**: Демонстрація та навчання правильному застосуванню ліків (наприклад, використання інгалятора).
- Прийняття сприятливої поведінки :
  - **Уникнення алергенів**: поради щодо уникнення алергенів, специфічних для пацієнта.
  - **Звички здорового способу життя**: заохочення до здорового способу життя

для покращення загального стану здоров'я та зміцнення імунної системи.
- Управління в надзвичайних ситуаціях:
  - **Індивідуальний план дій**: розробка плану лікування алергічних нападів або загострень, включаючи використання автоін'єктора епінефрину.
  - **Розпізнавання ознак невідкладного стану**: навчити пацієнтів розпізнавати, коли їм потрібно звернутися за негайною медичною допомогою.
- Оцінка та моніторинг:
  - **Регулярна переоцінка**: Регулярно перевіряйте знання пацієнта, за необхідності коригуйте навчальні цілі.
  - **Зворотній зв'язок**: заохочення пацієнтів ділитися своїм досвідом, проблемами та успіхами.

Терапевтична освіта - це безперервний і спільний процес. Медична сестра з алергології та імунології відіграє важливу роль у забезпеченні інформованості, підтримки та впевненості пацієнта в управлінні своїм захворюванням, тим самим покращуючи якість життя пацієнта і терапевтичні результати.

Надзвичайні ситуації: Анафілаксія та інші

Робота з невідкладними станами - важливий аспект ролі медичної сестри в алергології та імунології. Ці ситуації вимагають швидкого, ефективного та адекватного втручання для забезпечення безпеки пацієнта. Анафілаксія, зокрема, є серйозним невідкладним станом, який всі медичні працівники повинні вміти розпізнавати і лікувати без зволікань.

- Розпізнавання надзвичайних ситуацій :
  - **Симптоми анафілаксії**: утруднене дихання, набряк обличчя або горла, шкірний висип, падіння артеріального тиску, порушення свідомості.
  - **Інші алергічні невідкладні стани**: важка астма, гігантська кропив'янка, ангіоневротичний набряк без анафілаксії.
- Втручання у випадку анафілаксії :
  - **Експрес-оцінка**: Швидко оцінити стан пацієнта, щоб визначити ступінь тяжкості реакції.
  - **Зателефонувати до служби екстреної допомоги**: У важких випадках негайно зверніться до служби екстреної допомоги.
  - **Введення епінефрину**: Використовуйте автоін'єктор епінефрину відповідно до рекомендацій та призначень лікаря.
  - **Положення пацієнта**: якщо пацієнт притомний, покладіть його в напівсидяче положення; якщо він непритомний, покладіть його в бічне безпечне положення.
  - **Постійний моніторинг**: пильно стежте за пацієнтом до прибуття допомоги, особливо за диханням, пульсом і кров'яним тиском.
- Інші невідкладні втручання :
  - **Тяжка астма**: введення бронхолітиків, оксигенація за необхідності, постійна оцінка стану дихальних шляхів.
  - **Ангіоневротичний набряк**: моніторинг дихальної функції, введення антигістамінних препаратів або кортикостероїдів за призначенням лікаря.
- Підготовка та профілактика:
  - **Регулярне навчання**: Забезпечення постійного навчання для того, щоб бути в

курсі протоколів дій у надзвичайних ситуаціях та найкращих практик.
- **Доступне обладнання**: Завжди майте під рукою автоін'єктор з адреналіном, кисень, бронхолітики та повний набір для надання невідкладної допомоги.
- Навчання пацієнтів: навчання пацієнтів та їхніх родин тому, як розпізнати ознаки важкої алергічної реакції та як втрутитися.
- Після надзвичайної ситуації :
  - **Оцінка**: Після того, як ситуація стабілізується, оцініть причини реакції та обговоріть превентивні заходи.
  - **Медичне спостереження**: направлення пацієнта до спеціаліста для поглибленого моніторингу та виконання індивідуального плану дій.
  - **Дебрифінг**: аналіз ситуації з медичною бригадою для визначення сильних сторін і будь-яких покращень, які необхідно зробити з точки зору втручання.

Зіткнувшись з невідкладною ситуацією в алергології та імунології, медична сестра повинна продемонструвати високий рівень реагування та технічних навичок, а також надати психологічну підтримку пацієнту та його родині. Належна підготовка та регулярні тренінги мають важливе значення для забезпечення оптимального догляду в ці критичні моменти.

Розділ 6

ПРОФІЛАКТИКА В ГАЛУЗІ АЛЕРГОЛОГІЇ ТА ІМУНОЛОГІЇ

Важливість профілактики алергії

Алергія стала серйозною проблемою громадського здоров'я в багатьох країнах через її зростаючу поширеність і потенційний вплив на якість життя. Тому профілактика відіграє центральну роль у стратегії управління цією проблемою. Це важливий компонент, який всі медичні працівники, і зокрема медичні сестри-алергологи, повинні включити у свою практику.

- Розуміння епідеміології алергії:
  - **Зростання поширеності**: Тенденції розвитку алергії з плином часу та в різних групах населення.
  - **Фактори ризику**: генетика, навколишнє середовище, спосіб життя та інші детермінанти.
- Первинна профілактика: уникайте підвищення обізнаності:
  - **Фактори навколишнього середовища**: важливість якості повітря та впливу алергенів (пилок, кліщі домашнього пилу, пліснява, тварини тощо).
  - **Харчування**: роль грудного вигодовування, введення харчових алергенів у немовлят, дієта.
  - **Спосіб життя**: дотримання балансу між необхідною гігієною та надмірною опікою, яка може бути контрпродуктивною.
- Вторинна профілактика: обмеження прогресування захворювання:
  - **Раннє виявлення**: важливість раннього виявлення для кращого лікування та уникнення ускладнень.
  - **Уникнення алергенів**: стратегії уникнення, планування житла, вибір матеріалів, поради щодо обмеження впливу.

- **Профілактичне лікування**: використання ліків або вакцин для запобігання симптомів або загострень.
- Третинна профілактика: уникнення ускладнень :
  - **Терапевтична освіта**: навчання пацієнтів керувати своїм захворюванням, розпізнавати ознаки загострення та діяти відповідно до них.
  - **Регулярний моніторинг**: регулярний медичний контроль для адаптації лікування та запобігання ускладнень.
  - **Лікування супутніх захворювань**: лікування інших станів, пов'язаних з алергією (астма, атопічний дерматит тощо).
- Пропаганда здоров'я та обізнаність:
  - **Інформаційні кампанії**: інформування широкої громадськості про алергію, її наслідки та способи запобігання.
  - **Безперервне навчання**: Забезпечення того, щоб медичні працівники були в курсі останніх досягнень у сфері профілактики алергії.
- Міждисциплінарна співпраця:
  - **Нетворкінг**: Сприяння спільній роботі з іншими фахівцями (лікарями загальної практики, спеціалістами з легеневих хвороб, дерматологами, дієтологами тощо).
  - **Обмін найкращими практиками**: заохочення фахівців ділитися досвідом та превентивними стратегіями.

Профілактика - це ключ до зменшення впливу алергії на окремих людей і на суспільство в цілому. Як медичні працівники передової лінії, медичні сестри з алергології відіграють ключову роль у впровадженні профілактичних стратегій як на індивідуальному рівні зі своїми пацієнтами, так і на колективному рівні, беручи участь в ініціативах з підвищення обізнаності та освіти.

Вакцинація: роль, протоколи та запобіжні заходи для пацієнтів з ослабленим імунітетом

Вакцинація є одним з найефективніших заходів громадського здоров'я, що запобігає великій кількості інфекційних захворювань. Однак вакцинація пацієнтів з ослабленим імунітетом пов'язана з багатьма проблемами, оскільки їхня ослаблена імунна система може не так ефективно реагувати на вакцину або мати більший ризик ускладнень. Медичні сестри відіграють ключову роль у веденні таких пацієнтів, проведенні вакцинації та інформуванні про неї.

- Розуміння імунодепресії:
    - **Визначення та причини**: Характер імунодепресії, спричиненої хворобою, лікуванням або іншими факторами.
    - **Наслідки для вакцинації**: розуміння того, чому реакція на вакцину може бути змінена у цих пацієнтів.

- Роль вакцинації у пацієнтів з ослабленим імунітетом:
    - **Посилений захист**: незважаючи на потенційно ослаблену реакцію, вакцинація часто забезпечує вирішальний захист від інфекції для цих вразливих пацієнтів.
    - **Колективний імунітет**: захистіть цих пацієнтів опосередковано, вакцинуючи їхню родину та громаду.

- Види вакцин та їх показання:
    - **Живі атенуйовані вакцини**: зазвичай не рекомендується застосовувати пацієнтам з ослабленим імунітетом через потенційний ризик інфікування.
    - **Інактивовані або** субодиничні **вакцини**: безпечніші для пацієнтів з ослабленим імунітетом і зазвичай рекомендуються, хоча імунна відповідь може бути знижена.
- Протоколи вакцинації:
    - **Початкова оцінка**: оцініть статус імунізації, тип і ступінь імуносупресії та ризик впливу інфекційних агентів.
    - **Планування**: Скласти відповідний графік вакцинації, враховуючи рекомендації для пацієнтів з ослабленим імунітетом.
    - **Подальше спостереження**: перевірте ефективність вакцинації за допомогою серологічних тестів, якщо необхідно, і розгляньте можливість введення бустерних доз.
- Особливі запобіжні заходи :
    - **Уникайте живих вакцин**: За певними винятками або в особливих ситуаціях.
    - **Поствакцинальний моніторинг**: ретельно спостерігайте за пацієнтами на предмет побічних реакцій або ознак інфекції.
    - **Інформування**: Проінформуйте пацієнта про переваги та ризики, а також поясніть, як важливо повідомляти про будь-які незвичні симптоми після вакцинації.
- Освіта та обізнаність:
    - **Інформація**: Надавати чітку інформацію про вакцини, їх важливість, потенційні побічні ефекти та запобіжні заходи.
    - **Залучення пацієнтів**: заохочуйте пацієнтів брати активну участь у підтримці свого

здоров'я, ставити запитання та дотримуватися графіка щеплень.
- **Підтримка**: пропонуйте емоційну підтримку, особливо коли пацієнт хвилюється або вагається щодо вакцинації.

Пацієнти з ослабленим імунітетом створюють унікальні проблеми, коли йдеться про вакцинацію. Догляд за ними вимагає глибокого розуміння імунологічних принципів, ефективної комунікації та уваги до деталей. Медична сестра в тісній співпраці з лікарем є важливою опорою в забезпеченні безпечного та ефективного отримання такими пацієнтами відповідних вакцин.

Поради щоб уникнути впливу алергенів

Алергени, які всюдисущі в нашому оточенні, можуть викликати різноманітні реакції у чутливих людей. Для алергіків важливо розуміти, як мінімізувати вплив цих речовин, щоб зменшити ризик виникнення симптомів і загострень. Ось кілька практичних порад, які медсестри-алергологи можуть передати своїм пацієнтам відповідно до різних середовищ і ситуацій.

- Вдома:
  - **Пилові кліщі**: Використовуйте наматрацники проти пилових кліщів для матраців, подушок і ковдр. Регулярно періть постільну білизну при високій температурі. За потреби підтримуйте низьку вологість за допомогою осушувачів повітря.
  - **Домашні** тварини: якщо у вас алергія, уникайте заведення пухнастих або пернатих тварин. Якщо у вас вже є тварина, тримайте

її подалі від спальні і регулярно мийте. Не забувайте часто пилососити.
- **Пилок**: Тримайте вікна зачиненими під час піку пилку, використовуйте кондиціонер у режимі "рециркуляції". Обполіскуйте волосся ввечері, щоб видалити пилок.
- **Цвіль**: Забезпечте хорошу вентиляцію, швидко усувайте протікання і використовуйте осушувачі повітря у вологих приміщеннях.
- Надворі:
  - **Пилок**: Уникайте активного відпочинку на свіжому повітрі під час піку пилку, носіть сонцезахисні окуляри, щоб захистити очі, і регулярно перевіряйте прогноз пилку.
  - **Укуси комах**: Носіть закритий одяг, уникайте парфумів і використовуйте репеленти, якщо ви перебуваєте в зоні підвищеного ризику.
- На роботі:
  - **Поширені алергени**: Розкажіть роботодавцю про свої алергії. Якщо можливо, адаптуйте своє оточення (наприклад, тримайтеся подалі від лазерних принтерів, якщо у вас алергія на частинки, які вони випромінюють).
  - **Особистий захист**: Використовуйте маски, рукавички або інші засоби захисту, якщо ви піддаєтеся впливу специфічних алергенів під час роботи.
- Живлення :
  - **Маркування**: Завжди читайте етикетки харчових продуктів, щоб виявити наявність алергенів.
  - **Ресторани**: Завжди повідомляйте персонал про свою алергію. Обирайте

заклади, які звикли мати справу з харчовими алергіями.
- Подорож:
  - **Підготовка**: Візьміть з собою ліки від алергії, дізнайтеся про найпоширеніші алергени в місці призначення і подумайте про те, щоб надіти браслет медичного оповіщення.
  - **Проживання**: Якщо є можливість, обирайте готелі або житло з гіпоалергенними номерами.
- Освіта та обізнаність:
  - **Навчіться розпізнавати**: Ознайомтеся з найпоширенішими алергенами та їхніми джерелами. Це допоможе вам ефективніше їх уникати.
  - **План дій**: разом з лікарем або медсестрою складіть план дій при алергії, в якому детально описані кроки, яких слід вжити у випадку контакту з алергеном або реакції на нього.

Запобігання впливу алергенів залежить як від модифікації навколишнього середовища, так і від освіти пацієнта. Поінформований та активний пацієнт може значно знизити ризик впливу алергенів і, як наслідок, покращити якість життя.

Інформаційні програми для широкої громадськості

Підвищення обізнаності населення має вирішальне значення для профілактики алергічних захворювань, покращення їх лікування та зменшення ускладнень, пов'язаних з ними. Чим більше люди поінформовані, тим більше вони можуть вжити заходів, щоб уникнути контакту з алергенами, розпізнати симптоми алергічної реакції та знати, як діяти в екстрених випадках. Пропонуємо вашій увазі детальну презентацію просвітницьких програм для широкої громадськості, їх важливість та ключові компоненти.

- Цілі інформаційних програм :
    - **Просвітництво**: Надавати громадськості точну та актуальну інформацію про алергію, її причини, симптоми та лікування.
    - **Профілактика**: зменшити частоту виникнення нових алергій та мінімізувати ускладнення існуючих алергій.
    - **Підтримка**: Пропонує підтримку алергікам та їхнім родинам.
    - **Сприяти** Заохочення належної практики управління алергією вдома, в школі, на роботі чи в інших умовах.
- Типи програм :
    - **Освітні семінари**: організовуються в школах, громадських центрах та інших громадських місцях, щоб навчити людей розпізнавати алергію та керувати нею.
    - **Медіа-кампанії**: використання телебачення, радіо, преси та соціальних мереж для поширення ключових повідомлень про алергію.
    - **Інформаційні дні**: щорічні або разові заходи, такі як Всесвітній день алергії, щоб привернути увагу до певних аспектів алергії.
    - **Шкільні програми**: інтеграція алергологічної освіти в шкільну програму, навчання дітей основам алергії.
- Ключові компоненти :
    - **Навчальні матеріали**: брошури, відео, плакати та веб-сайти, що надають достовірну інформацію про алергію.

- **Навчальні курси**: Для вчителів, роботодавців та інших спеціалістів, щоб допомогти їм зрозуміти алергію та керувати нею в їхньому контексті.
- **Відгуки**: Особисті розповіді людей, які живуть з алергією, для гуманізації проблеми та заохочення до співпереживання.
- **Програми наставництва**: налагодження контактів між людьми, у яких нещодавно діагностовано алергію, і тими, хто живе з нею вже тривалий час, з метою надання їм підтримки та порад.

- Оцінка та вдосконалення:
  - **Моніторинг та оцінка**: збір даних про ефективність програм, щоб переконатися, що вони досягають поставлених цілей.
  - **Оновлення**: Регулярно переглядайте зміст програми, щоб переконатися, що він відповідає останнім дослідженням і рекомендаціям.
  - **Зворотній зв'язок**: збір коментарів від громадськості та учасників для постійного вдосконалення програм.

- Співпраця :
  - **Партнерство**: співпраця з іншими організаціями, медичними працівниками, освітянами та особами, які приймають рішення, з метою розширення охоплення та впливу програм.
  - **Мережування**: Створюйте та підтримуйте мережі з іншими організаціями, що займаються підвищенням обізнаності, для обміну ресурсами, ідеями та кращими практиками.

Програми з підвищення обізнаності про алергію необхідні для інформування широкої громадськості, запобігання ускладненням і підтримки постраждалих від алергії. Поєднуючи освіту, профілактику та підтримку, ці програми можуть відігравати важливу роль у покращенні громадського здоров'я та якості життя людей, які страждають на алергію.

Розділ 7

ЛІКУВАЛЬНІ ПРОЦЕДУРИ

Імунотерапія алергенами

Алергенна імунотерапія, яку часто називають "десенсибілізацією", - це терапевтичний підхід, спрямований на зміну імунної відповіді організму на певний алерген, поступово знижуючи його чутливість. Це одне з небагатьох втручань, яке спрямоване не лише на симптоми алергії, але й на її першопричину. Пропонуємо детальніше ознайомитися з цим підходом, його механізмами, показаннями та застосуванням у медичній практиці.

- **Основний принцип:**
  Метою імунотерапії є поступове привчання імунної системи до певного алергену шляхом регулярного введення зростаючих доз алергену, поки не буде досягнута підтримуюча доза. Це призводить до зменшення алергічних симптомів при наступних контактах з алергеном.
- Механізми дії:
  - **Модифікація імунної відповіді:** Імунотерапія сприяє виробленню специфічного імуноглобуліну G (IgG), який зв'язується з алергеном до того, як він зможе викликати алергічну реакцію.
  - **Зменшення вироблення гістаміну:** знижуючи чутливість до алергенів, організм виділяє менше гістаміну - молекули, яка бере участь у багатьох алергічних симптомах.
  - **Регуляція Т-клітин:** Імунотерапія змінює реакцію Т-клітин, тим самим зменшуючи алергічне запалення.
- Показання
  Імунотерапія в основному рекомендується при:
  - Алергія на пилок.
  - Алергія на пилових кліщів.

- Алергія на отрути комах.
- Певні форми алергічної астми.
- Зазвичай його не застосовують при харчовій алергії, за винятком деяких специфічних випадків.
- Способи застосування:
  - **Підшкірне (SCIT)**: Алерген вводиться під шкіру, зазвичай в руку. Це найстаріший і найпоширеніший метод.
  - **Сублінгвальна (СЛІТ)**: Алерген вводиться у вигляді крапель або таблеток під язик. Цей метод стає все більш популярним завдяки простоті, з якою його можна застосовувати в домашніх умовах.
- **Тривалість і частота**:
Лікування зазвичай починається з фази ескалації, під час якої дозу регулярно підвищують. Після досягнення підтримуючої дози її застосовують регулярно, часто протягом 3-5 років.
- **Ефективність та переваги**:
Імунотерапія може значно зменшити алергічні симптоми, знизити потребу в ліках і покращити якість життя. Для деяких пацієнтів переваги можуть зберігатися навіть після закінчення лікування.
- **Побічні ефекти**:
Хоча місцеві реакції, такі як почервоніння або набряк у місці ін'єкції, є поширеними, можуть виникати більш серйозні системні реакції, хоча вони трапляються рідко. Моніторинг після введення, особливо для перших кількох доз, є дуже важливим.
- **Протипоказання та запобіжні заходи**:
Імунотерапія не рекомендується людям, які страждають на певні серцеві захворювання або імунні розлади, а також вагітним жінкам, якщо тільки медичні рекомендації не вказують на протилежне.

Імунотерапія алергенами є потужним і трансформаційним підходом для багатьох алергіків. Однак для визначення придатності лікування, а також для забезпечення його безпечного застосування необхідна ретельна оцінка алерголога.

Біологічні методи лікування в імунології

Нещодавні досягнення в біотехнології проклали шлях до нового покоління медичних методів лікування: біологічних методів лікування. В імунології ці методи лікування мають значний вплив, пропонуючи багатообіцяючі терапевтичні альтернативи для захворювань, які раніше важко піддавалися лікуванню. Біологічні методи лікування відрізняються своїм походженням (часто похідні від живих клітин) та цілеспрямованим механізмом дії. Давайте дізнаємося більше про цю революцію в імунології.

- **Визначення біологічного лікування**:
  На відміну від традиційних ліків, які синтезуються хімічним шляхом, біологічні препарати виробляються з живих клітин. Ці препарати цілеспрямовано впливають на певні частини імунної системи, модулюючи її реакцію.
- Механізми дії:
    - **Моноклональні антитіла**: ці молекули імітують природні антитіла, що виробляються імунною системою, але призначені для боротьби з певними клітинами або білками.
    - **Інгібітори**: ці препарати блокують специфічні білки, які відіграють певну роль у запаленні або імунній відповіді.

- **Модифікатори** імунної **відповіді**: ці засоби регулюють активність імунної системи, або стимулюючи її, або знижуючи.
- Застосування в імунології:
  - **Аутоімунні захворювання**: такі як ревматоїдний артрит, псоріаз або анкілозуючий спондиліт. Біологічні методи лікування можуть бути спрямовані на специфічні цитокіни або імунні клітини, щоб зменшити запалення і прогресування хвороби.
  - **Імунодефіцит**: певні біологічні методи лікування можуть бути використані для стимуляції або зміцнення імунної системи.
  - **Алергічні захворювання**: біопрепарати можуть впливати на цитокіни або інші молекули, що беруть участь в алергічних реакціях.
- Переваги
  - **Точність**: біологічні методи лікування призначені для цілеспрямованого впливу на конкретні компоненти імунної системи, що дозволяє зменшити побічні ефекти.
  - **Ефективність**: Для багатьох пацієнтів біопрепарати приносять полегшення, коли інші методи лікування не дали результату.
  - **Нова надія**: ці методи лікування відкривають двері до терапії захворювань, які раніше вважалися невиліковними.
- **Запобіжні заходи та побічні ефекти:**
Хоча біопрепарати мають багато переваг, вони також можуть становити певні ризики. Побічні ефекти можуть включати інфекції, реакції в місці ін'єкції і, в рідкісних випадках, серйозні захворювання, такі як туберкульоз або рак. Важливим є регулярний моніторинг.

- **Майбутнє біологічного лікування:**
Завдяки постійним дослідженням і розвитку нових технологій, майбутнє біологічних методів лікування в імунології є багатообіцяючим. Постійно вивчаються нові препарати і нові способи їх застосування, що дає надію на покращення якості життя для багатьох пацієнтів.

Біологічні методи лікування є значним досягненням в імунології, що трансформує терапевтичний ландшафт і пропонує нові можливості для пацієнтів. Як і у випадку з будь-яким медичним втручанням, ретельна оцінка переваг і ризиків має важливе значення для забезпечення безпечного та ефективного використання цих потужних інструментів.

Лікування побічні ефекти лікування

Коли йдеться про лікування алергічних та імунологічних станів, основною метою є полегшення симптомів та покращення якості життя пацієнтів. Однак, як і у випадку з більшістю медичних препаратів, можуть виникати побічні ефекти. Ефективне управління цими ефектами має важливе значення для забезпечення добробуту пацієнта протягом усього курсу лікування.

- Визнання та документація :
  - **Регулярний моніторинг:** медсестри повинні регулярно оцінювати пацієнтів, щоб виявити будь-які нові симптоми або зміни в стані здоров'я, які можуть бути пов'язані з лікуванням.
  - **Щоденник симптомів:** Заохочення пацієнтів вести детальний щоденник своїх

симптомів може допомогти виявити побічні ефекти і відповідно скоригувати лікування.
- Навчання пацієнтів:
  - **Інформація про потенційні побічні ефекти**: Перед початком лікування необхідно проінформувати пацієнта про можливі побічні ефекти та про те, чого слід очікувати.
  - **Самоконтроль**: Навчити пацієнтів розпізнавати ознаки та симптоми поширених побічних ефектів і знати, коли потрібно звернутися до медичного працівника.
- Симптоматичне лікування:
  - **Додаткове лікування**: У деяких випадках можуть бути призначені додаткові препарати для усунення побічних ефектів, наприклад, протиблювотні засоби від нудоти.
  - **Немедикаментозні методи лікування**: такі підходи, як фізіотерапія, релаксація або дієта, можуть допомогти впоратися з певними побічними ефектами.
- Коригування лікування:
  - **Зміна дози**: якщо побічні ефекти є помірними, можна зменшити дозу препарату, зберігаючи його ефективність.
  - **Зміна лікування**: У ситуаціях, коли побічні ефекти є тяжкими або непереносимими, може знадобитися розглянути інші варіанти лікування.
- Психологічна підтримка:
  - **Управління тривогою і стресом**: страх перед побічними ефектами може бути джерелом тривоги для багатьох пацієнтів. Корисними можуть бути вислуховування,

підтримка та ресурси, такі як групи взаємодопомоги.
- **Підтримка у прийнятті рішень**: медсестри можуть відігравати важливу роль в обговоренні з пацієнтами переваг і недоліків кожного методу лікування, допомагаючи їм приймати обґрунтовані рішення.
- Спілкування з командою по догляду :
  - **Регулярні звіти**: медсестри повинні регулярно інформувати команду про стан пацієнта та будь-які побічні ефекти, що спостерігаються.
  - **Міждисциплінарна співпраця**: тісна співпраця з іншими медичними працівниками (лікарями, фармацевтами, дієтологами) означає, що побічні ефекти можна контролювати комплексно.

Хоча побічні ефекти алергологічного та імунологічного лікування іноді бувають неминучими, належне лікування може значно покращити самопочуття пацієнта. Медичні сестри відіграють вирішальну роль у цьому процесі, виступаючи в ролі освітян, захисників і доглядальниць для своїх пацієнтів.

Останні досягнення з точки зору лікування

Алергологія та імунологія - динамічні галузі медицини, які постійно збагачуються новими науковими відкриттями та технологічними досягненнями. Ці досягнення революціонізують наші підходи до діагностики, діагностики та лікування алергії та імунних розладів. Давайте розглянемо деякі з найбільш значущих останніх досягнень у цій галузі.

- **Таргетна терапія**:
Завдяки кращому розумінню молекулярних механізмів, що лежать в основі алергічних та імунних захворювань, було розроблено таргетовану терапію. Ці методи лікування призначені для впливу на конкретні шляхи, що беруть участь у розвитку захворювання, тим самим мінімізуючи побічні ефекти.
    - **Моноклональні антитіла**: використовуються для специфічного впливу на цитокіни або інші ключові молекули в алергічній або запальній реакції.
    - **Малі молекули**: ці сполуки можуть пригнічувати специфічні ферментні шляхи, що беруть участь в імунних процесах.
- **Персоналізована імунотерапія**:
Досягнення геноміки та молекулярної біології означають, що імунотерапія може бути адаптована до конкретних потреб кожного пацієнта на основі його генетичного та імунологічного профілю.
- **Мікробіота та імунологія**:
Відкриття важливості кишкової мікробіоти в регулюванні імунної системи відкрило нові терапевтичні можливості, такі як використання пробіотиків і пребіотиків для модуляції імунної відповіді.
- **Генна терапія**:
Для пацієнтів зі спадковими імунодефіцитами генна терапія обіцяє виправити генетичний дефект у його джерелі. Хоча цей підхід все ще перебуває в зародковому стані, він показав багатообіцяючі результати в окремих випадках.
- **Клітинна терапія**:
Такі методи лікування, як гемопоетичні стовбурові клітини, можуть бути використані для відновлення порушеної імунної системи, особливо для пацієнтів з важкими імунодефіцитами.

- **Біотерапія та нанотехнології:**
Використання наночастинок для введення ліків або модуляції імунної відповіді є швидкозростаючою галуззю досліджень. Нанотехнології можуть уможливити цільову доставку ліків, зменшуючи побічні ефекти та підвищуючи ефективність.
- **Цифрові платформи та телемедицина:**
З розвитком технологій телемедицина стала реальністю для багатьох пацієнтів. Вона дозволяє здійснювати регулярний моніторинг, дистанційне лікування симптомів та інформування про захворювання, особливо у віддалених районах.
- **Освітні та профілактичні програми:**
Визнаючи важливість профілактики, створюється багато нових програм, спрямованих на навчання населення, підвищення обізнаності про важливість алергії та імунних розладів і надання порад, як з ними боротися.

Останні досягнення в галузі лікування алергії та імунології дають нову надію пацієнтам та медичним працівникам. З розвитком досліджень, ймовірно, ми продовжимо спостерігати появу більш ефективних, безпечних і персоналізованих методів лікування.

Розділ 8

МІЖДИСЦИПЛІНАРНА СПІВПРАЦЯ

Робота
з іншими медичними спеціальностями

Алергологія та імунологія - це дисципліни, які через свій взаємозв'язок з іншими системами організму вимагають тісної співпраці з іншими медичними спеціальностями. Медсестер, які спеціалізуються в цих галузях, часто закликають працювати в тандемі з іншими медичними працівниками, щоб запропонувати пацієнтам комплексну допомогу.

- **Пневмологія**:
  Алергічні респіраторні захворювання, такі як астма, потребують спільного лікування з пульмонологами. Тести легень, протоколи лікування та кризові втручання вимагають тісної співпраці.
- **Дерматологія**:
  Шкірні алергії, такі як атопічна екзема або кропив'янка, часто передбачають співпрацю з дерматологами, які можуть запропонувати спеціалізовані поради щодо місцевого лікування та захисту шкіри.
- **Гастроентерологія**:
  Харчова алергія може проявлятися шлунково-кишковими симптомами. Гастроентерологи можуть допомогти діагностувати та лікувати ці симптоми, а також порадити відповідну дієту.
- **Ревматологія**:
  Аутоімунні захворювання, такі як ревматоїдний артрит або вовчак, можуть потребувати спільного лікування з ревматологом, який має спеціальний досвід у лікуванні цих станів.
- **Ендокринологія**:
  Деякі аутоімунні захворювання можуть вражати залози внутрішньої секреції, наприклад,

щитовидну залозу. У цих випадках необхідна співпраця з ендокринологом.
- **Педіатрія**:
Діти, які страждають на алергію або імунодефіцит, потребують особливого догляду, адаптованого до їхнього віку. Співпраця з педіатром гарантує, що догляд буде адаптований до їхнього розвитку.
- **Оториноларингологія**:
Алергія часто може проявлятися через ЛОР-симптоми, такі як алергічний риніт. Співпраця з оториноларингологами дозволяє нам комплексно боротися з цими симптомами.
- **Фармація**:
Фармацевти відіграють вирішальну роль в управлінні лікарськими засобами, допомагаючи відстежувати взаємодію ліків, консультуючи щодо дозування та навчаючи пацієнтів правильному використанню ліків.
- **Психологія/психіатрія**:
Життя з хронічним захворюванням або сильною алергією може вплинути на психічне здоров'я пацієнта. Робота з психологами або психіатрами може допомогти вирішити ці проблеми.
- Дієтологія :

Пацієнтам з харчовою алергією дієтолог може надати цінні поради про те, як підтримувати збалансовану дієту, уникаючи алергенів.

Таким чином, у складному світі алергології та імунології міждисциплінарна співпраця є не тільки корисною, але й часто необхідною. Медичні сестри, як наріжний камінь медичних команд, відіграють центральну роль у координації цієї співпраці, забезпечуючи надання пацієнтам всебічної та інтегрованої допомоги.

Важливість координація медичної допомоги

Координація медичної допомоги є важливим аспектом сучасної медицини, особливо в таких галузях, як алергологія та імунологія, де пацієнти можуть мати низку симптомів, які стосуються кількох медичних спеціальностей. Вона спрямована на забезпечення комплексної, ефективної та орієнтованої на пацієнта допомоги, уникнення дублювання, медичних помилок та прогалин у наданні медичної допомоги.

- **Оптимізація ресурсів**:
Координація дозволяє оптимально використовувати наявні ресурси. Це дозволяє уникнути дублювання обстежень, зменшити витрати для системи охорони здоров'я та пацієнтів, а також гарантує, що ресурси використовуються там, де вони найбільше потрібні.
- **Безперервність догляду**:
Безперервний догляд має вирішальне значення для пацієнтів з хронічними захворюваннями. Завдяки ефективній координації інформація про пацієнта безперешкодно передається між різними медичними працівниками, забезпечуючи безперервний догляд.
- **Безпека пацієнта**:
Координація знижує ризик медичних помилок, невиявлених взаємодій препаратів та протипоказань. Пацієнти отримують вигоду від послідовного лікування на основі повної, актуальної інформації.
- **Цілісний догляд**:
Розуміючи всю клінічну картину пацієнта, медичні працівники можуть вирішувати не лише фізичні

симптоми, але й емоційні, соціальні та психологічні потреби пацієнта.
- **Навчання та розширення прав і можливостей пацієнтів:**
Належна координація медичної допомоги також передбачає інформування пацієнтів про їхній стан, доступні варіанти лікування та повсякденне управління своїм здоров'ям. Це робить їх більш незалежними та здатними брати активну участь у власному лікуванні.
- **Ефективність використання часу:**
Координація медичної допомоги забезпечує безперешкодну комунікацію між медичними працівниками. Це скорочує час, який витрачається на пошук інформації, з'ясування невизначеностей та організацію зустрічей, що робить медичну допомогу більш ефективною.
- **Задоволеність пацієнтів:**
Пацієнти, які відчувають, що їхнє лікування добре координується, загалом більш задоволені своїм лікуванням. Вони відчувають, що їх слухають, поважають і піклуються про них в цілому.
- **Оновлення протоколів лікування:**
Координація медичної допомоги також забезпечує регулярне оновлення протоколів лікування відповідно до останніх досягнень медицини. Це гарантує, що пацієнти отримують найновіші та найефективніші методи лікування.
- **Зменшення фрагментації допомоги:**
Без координації допомога може стати фрагментованою, коли різні спеціалісти призначають лікування, не знаючи про інші поточні втручання. Координація забезпечує єдиний підхід.
- Оптимізація медичних результатів:

Зрештою, ефективна координація медичної допомоги означає кращі медичні результати для пацієнтів.

Лікування є більш послідовним, ускладнення зводяться до мінімуму, а пацієнти отримують вигоду від комплексної, цілісної медичної допомоги.

Тому координація допомоги є важливою ланкою в ланцюжку надання медичної допомоги. Для медсестер з алергології та імунології це особливо важливо з огляду на складність захворювань, що лікуються, і необхідність мультидисциплінарної допомоги.

Ефективна комунікація з лікарями, фармацевтами та інші медичні працівники

Комунікація є важливою навичкою для будь-якого медичного працівника. У динамічному та міждисциплінарному контексті алергології та імунології медичні сестри повинні тісно співпрацювати з різними фахівцями, щоб забезпечити оптимальний догляд за пацієнтами. Ефективна комунікація забезпечує безпеку, задоволеність пацієнта та ефективний догляд. Ось кілька порад і технік для успішної комунікації:
- Активне слухання :
    - Будьте присутніми під час обміну думками, зосередьтеся на спікері.
    - Не формулюйте відповіді до того, як співрозмовник закінчить.
    - Ставте запитання, щоб прояснити незрозумілі моменти.
- Пояснити медичні терміни:
    - Використовуйте просту мову, розмовляючи з фахівцями інших спеціальностей, щоб уникнути непорозумінь.
    - Попросіть роз'яснення, якщо термін або інструкція незрозумілі.

- Використовуйте структуровані інструменти комунікації:
    - Такі методи, як SBAR (ситуація, передумови, оцінка, рекомендації), можуть допомогти структурувати комунікацію, особливо в екстрених ситуаціях.
- Будьте шанобливі та відкриті:
    - Визнання досвіду та поглядів інших членів команди.
    - Уникайте поспішних суджень та неконструктивної критики.
- Точна документація:
    - Переконайтеся, що вся необхідна інформація чітко і стисло задокументована в медичній картці пацієнта.
    - Письмові нотатки часто використовуються як засіб комунікації між медичними працівниками.
- Міждисциплінарна зустріч команди:
    - Беріть активну участь у командних зустрічах для обговорення пацієнтів, обміну інформацією та розробки планів догляду.
    - Ці зустрічі дають можливість поглиблено обговорити складні кейси.
- Використовуйте технології на свою користь:
    - Електронні комунікаційні платформи, електронні медичні картки та інструменти телемедицини можуть сприяти швидкому спілкуванню між фахівцями.
- Давати та отримувати зворотній зв'язок:
    - Зворотній зв'язок необхідний для постійного вдосконалення. Якщо комунікаційна стратегія виявляється неефективною, шукайте шляхи її вдосконалення.

- Отримати базові знання з інших спеціальностей:
  - Розуміючи ролі та обов'язки інших членів команди догляду, ви зможете краще передбачити їхні потреби та запитання.
- Побудувати міцні стосунки:
- Час, витрачений на побудову міцних і шанобливих професійних стосунків з іншими членами медичної команди, призведе до більш вільної та ефективної комунікації.

Ефективна комунікація лежить в основі міждисциплінарної допомоги. Медичні сестри, як головні члени медичної команди, повинні оволодіти цією навичкою, щоб забезпечити безпеку пацієнта, послідовний догляд і оптимальні результати. Застосовуючи правильні методи спілкування і будуючи стосунки, засновані на взаємній повазі, медсестри можуть зробити значний внесок у досягнення досконалості в наданні допомоги.

Розділ 9

СПЕЦИФІЧНІ ІНСТРУМЕНТИ ТА ОБЛАДНАННЯ

Вступ до конкретних інструментів в галузі алергології та імунології

Алергологія та імунологія, як галузі медицини, що постійно розвиваються, використовують цілий ряд специфічних інструментів для діагностики, лікування та моніторингу пацієнтів. Ці інструменти, як технологічні, так і практичні, необхідні для надання точної та персоналізованої допомоги. Цей посібник містить огляд інструментів і методів, які зазвичай використовують фахівці цих дисциплін.

- **Шкірні тести:**
  Ці тести передбачають нанесення невеликої кількості потенційних алергенів на шкіру, зазвичай на передпліччя або спину, для оцінки алергічної реакції.
    - **Прик-тест**: крапля алергену наноситься на шкіру, яку потім злегка проколюють голкою.
    - **Прик-тест**: алерген наноситься під оклюзійну пов'язку на 48 годин, ідеально підходить для контактних алергенів.
- **Спірометрія**:
  Важливий інструмент для оцінки функції легень. Пацієнти дмухають у спірометр, який вимірює об'єм і швидкість вдихуваного та видихуваного повітря. Часто використовується для діагностики та моніторингу астми.
- **Тест на імуноглобулін E (IgE):**
  Аналіз крові, який використовується для вимірювання рівня IgE, специфічного до певного алергену, що допомагає в діагностиці алергії.
- **Провокаційні тести:**
  Під ретельним наглядом пацієнт піддається впливу підозрюваного алергену в контрольованих

умовах для спостереження за будь-якою реакцією.
- **Імунотерапія**:
Лікування, під час якого пацієнт поступово піддається впливу зростаючих доз специфічного алергену для зниження чутливості.
- Біологічні тести :
    - **Проточна цитометрія**: метод аналізу та сортування клітин, необхідний для вивчення субпопуляцій імунних клітин.
    - **Тест функції нейтрофілів**: оцінює здатність нейтрофілів поглинати і вбивати бактерії.
- **Тест на лімфобластну трансформацію**:
Оцінює реакцію лімфоцитів на різні подразники, часто використовується для діагностики певних імунодефіцитів.
- **Медична візуалізація**:
Такі методи, як рентген грудної клітки або комп'ютерна томографія, можуть бути використані для оцінки ускладнень, пов'язаних з алергією або аутоімунними захворюваннями.
- **Електронні медичні картки (ЕМК)**:
Цифровий інструмент для запису, зберігання та обміну медичною інформацією про пацієнтів. ЕМК полегшує координацію медичної допомоги між різними медичними працівниками.
- **Програми та інструменти моніторингу** :
Численні додатки дозволяють пацієнтам записувати свої симптоми та алергічні тригери або контролювати функцію легень в домашніх умовах.
- **Нові біологічні методи лікування** :
Це препарати, отримані з біологічних джерел, спеціально розроблені для впливу на певні частини імунної системи. Вони все частіше використовуються для лікування аутоімунних захворювань і деяких важких форм алергії.

- **Освітні інструменти :**

Брошури, відеоролики та семінари для пацієнтів та їхніх родин з метою інформування про їхній стан, доступні методи лікування та стратегії самоконтролю.

Ці інструменти в поєднанні з клінічним досвідом медичних працівників забезпечують комплексний та персоналізований підхід до надання допомоги в алергології та імунології. Тому володіння цими інструментами має вирішальне значення для будь-якої медичної сестри, яка працює в цих галузях.

Обслуговування, стерилізація, та безпечне використання

Цілісність, стерильність і безпека інструментів та обладнання, що використовуються в алергології та імунології, мають вирішальне значення для забезпечення високої якості медичної допомоги та мінімізації ризику інфікування. Погане обслуговування або неефективна стерилізація можуть призвести до серйозних ускладнень для пацієнтів.

- Основні принципи :
  - **Гігієна рук**: це перша лінія захисту від інфекцій. Миття рук до і після роботи з будь-яким обладнанням є дуже важливим.
  - **Носіння засобів індивідуального захисту**: рукавички, маски, халати та захисні окуляри можуть знадобитися в залежності від ситуації.
- Регулярне технічне обслуговування обладнання:
  - Переконайтеся, що все обладнання регулярно перевіряється та обслуговується відповідно до рекомендацій виробника.

- Будь-яке несправне обладнання має бути негайно вилучене з ланцюга надання медичної допомоги.
- Стерилізація :
  - Багаторазові інструменти повинні бути очищені та стерилізовані після кожного використання. Для цього зазвичай використовують автоклави, які використовують пару під тиском для знищення мікроорганізмів.
  - Для певного обладнання можна використовувати дезінфікуючі розчини, але їх необхідно регулярно міняти і використовувати відповідно до інструкцій виробника.
- Використання одноразових інструментів :
  - Багато алергологічних та імунологічних інструментів є одноразовими, щоб уникнути ризику перехресного інфікування.
  - Після використання ці інструменти повинні бути утилізовані належним чином у відповідних контейнерах.
- Навчання та обізнаність:
  - Медсестринський та медичний персонал повинен регулярно проходити навчання та бути обізнаним з протоколами стерилізації та обслуговування.
  - Періодичні аудити та оцінки можуть допомогти виявити недоліки або сфери для вдосконалення.
- Безпечне зберігання :
  - Стерилізовані інструменти повинні зберігатися в чистому, сухому, захищеному від забруднення місці.
  - Шафи та місця зберігання необхідно регулярно чистити та дезінфікувати.

- Простежуваність :
    - Ведення детальних записів про обладнання, технічне обслуговування та використання може допомогти забезпечити простежуваність і швидко виявити будь-які порушення.
- Поводження з відходами :
    - Біомедичні відходи, такі як голки та інші гострі інструменти, необхідно безпечно утилізувати у відповідних контейнерах.
    - Відходи необхідно утилізувати відповідно до місцевих норм.
- Безпека пацієнтів та персоналу:
    - Переконайтеся, що все обладнання працює правильно і безпечно, щоб мінімізувати ризики для пацієнтів і персоналу.
- Постійна оцінка :
    - Медичні технології швидко розвиваються. Тому важливо постійно оцінювати інструменти та методи, що використовуються, щоб гарантувати, що вони залишаються на передньому краї технологій та відповідають найкращим практикам.

Суворе управління алергологічним та імунологічним обладнанням має важливе значення для забезпечення безпеки пацієнтів і персоналу. Обслуговування, стерилізація та безпечне використання інструментів є фундаментальними аспектами якості лікування та профілактики інфекцій.

Технологічні інновації та їх вплив на практику

В епоху технологій та персоналізованої медицини алергологія та імунологія отримують вигоду від революційних досягнень, які трансформують догляд за пацієнтами. Ці інновації не тільки покращують якість лікування, але й полегшують життя медичним працівникам та пацієнтам.

- **Телеконсультація**:
  З розвитком телемедицини стали можливими дистанційні консультації. Це дає пацієнтам доступ до фахівців без необхідності подорожувати, особливо тим, хто живе у віддалених районах.
- **Мобільні додатки**:
  Пацієнти можуть використовувати додатки для моніторингу своїх симптомів, вчасного прийому ліків або навіть проведення тестів функції легень у домашніх умовах. Ці дані можуть бути передані медичним працівникам для більш персоналізованого моніторингу.
- **Технології, що носяться**:
  Носимі пристрої, такі як годинники та браслети, тепер можуть відстежувати життєво важливі параметри, такі як частота серцевих скорочень або насичення киснем, попереджаючи пацієнтів і лікарів про будь-які відхилення від норми.
- **Штучний інтелект (ШІ)**:
  ШІ може допомогти проаналізувати результати аналізів, передбачити алергічні реакції або виявити аутоімунні захворювання на ранній стадії. Він пропонує допомогу в діагностиці та прийнятті терапевтичних рішень.
- **Генна терапія**:
  Хоча генна терапія все ще перебуває на стадії дослідження деяких захворювань, вона може

запропонувати лікування певних імунних захворювань шляхом модифікації генетичного коду.
- **3D-друк:**
Це дозволяє створювати тривимірні моделі органів або імунної системи, що полегшує навчання пацієнтів і підготовку лікарів.
- **Біотехнології:**
Досягнення в цій галузі призвели до створення біологічних препаратів, які цілеспрямовано впливають на певні частини імунної системи, пропонуючи більш ефективне лікування з меншою кількістю побічних ефектів.
- **Електронні медичні картки (ЕМК):**
Більш досконала версія ЕМК, що включає ШІ, може допомогти в ранньому виявленні ускладнень, аналізі даних про пацієнтів і кращій координації медичної допомоги.
- **Освітні онлайн- платформи:**
Медсестри, лікарі та пацієнти можуть отримати доступ до ресурсів, тренінгів та вебінарів, щоб бути в курсі останніх подій.
- **Інструменти віртуальної реальності:**

Ці імерсивні інструменти, що використовуються для навчання медиків або для того, щоб допомогти пацієнтам зрозуміти свою хворобу, пропонують унікальний навчальний досвід.

Вплив цих інновацій на медичну практику величезний. Вони дають змогу ставити діагноз на більш ранній стадії, надавати більш персоналізовану допомогу та покращувати якість життя пацієнтів. Однак важливо, щоб медичні працівники отримали належну підготовку для ефективного використання цих технологій. Крім того, необхідно враховувати етичні та регуляторні міркування, особливо щодо захисту даних пацієнтів.

Навчання та навички, необхідні для використання інструментів

Володіння інструментами та обладнанням, специфічними для алергології та імунології, має важливе значення для гарантування безпеки пацієнта, а також точної діагностики та лікування. Це вимагає відповідної підготовки та розвитку специфічних навичок.

- Академічна та клінічна підготовка:
  - **Диплом медсестри**: відправною точкою зазвичай є диплом медсестри, який дає уявлення про основні навички, необхідні для роботи в медичному середовищі.
  - **Спеціалізоване навчання**: для тих, хто бажає спеціалізуватися в цій галузі, часто рекомендується додаткове навчання з алергології та імунології.
- Семінари та практичні тренінги:
  - **Клінічне стажування**: медсестри повинні пройти стажування в клініках або спеціалізованих лікарнях, щоб отримати практичний досвід.
  - **Тренінги та семінари**: виробники обладнання та професійні асоціації часто організовують тренінги для навчання медсестер користуванню новими інструментами чи технологіями.
- Технічні навички:
  - **Робота з обладнанням**: вміння використовувати, обслуговувати та усувати несправності обладнання, специфічного для алергології та імунології.
  - **Тестові процедури**: освоєння процедур шкірних тестів, спірометрії, введення вакцин та інших рутинних процедур.

- Навички безпеки :
    - **Протоколи стерилізації**: знання відповідних методів стерилізації для кожного інструменту.
    - **Профілактика інфекцій**: розуміння та дотримання протоколів для запобігання перехресному інфікуванню.
- Постійне оновлення :
    - **Постійне навчання**: У зв'язку зі стрімким розвитком медичних технологій важливо регулярно проходити навчальні курси, щоб бути в курсі останніх досягнень.
- Комунікативні навички :
    - **Інтерпретація результатів**: Здатність читати, розуміти і повідомляти результати аналізів лікарям і пацієнтам.
    - **Навчання пацієнтів**: Пояснення пацієнтам процедур, методів лікування та результатів у зрозумілій та емпатичній формі.
- Навички управління :
    - **Організація**: ефективне управління часом, організація зустрічей та координація з іншими медичними працівниками.
    - **Точна документація**: ведення медичної документації в актуальному стані, документування результатів аналізів і втручань.
- Професійний розвиток :
    - **Сертифікати та спеціалізації**: отримання сертифікатів у конкретних галузях, таких як імунотерапія алергенами, може підвищити кваліфікацію та авторитет.
- Критичне мислення та прийняття рішень:
    - Аналізувати ситуації, інтерпретувати дані та приймати обґрунтовані рішення заради благополуччя пацієнта.

- Адаптивність :
- Оскільки технології та медичні протоколи постійно розвиваються, важливо бути гнучкими, готовими до навчання та адаптації.

Безпечне та ефективне використання інструментів в алергології та імунології вимагає поєднання формального навчання, практичної підготовки, технічних навичок та навичок міжособистісного спілкування. Постійний розвиток цих навичок гарантує, що пацієнти отримують найкращу можливу допомогу.

Розділ 10

УПРАВЛІННЯ СКЛАДНИМИ СИТУАЦІЯМИ

Рефрактерні пацієнти до стандартних методів лікування

У сфері алергології та імунології деякі пацієнти можуть не реагувати на стандартні або загальноприйняті методи лікування, таким чином кваліфікуючись як "рефрактерні пацієнти". Розуміння та лікування таких пацієнтів є серйозним викликом для медичних працівників.

- **Що таке рефрактерний пацієнт?**
  Рефрактерний пацієнт - це пацієнт, який не реагує на початкове лікування або у якого виникає рецидив після початкового лікування. Така відсутність відповіді може бути пов'язана з різними факторами, включаючи тяжкість захворювання, наявність декількох супутніх захворювань або генетичні варіації.
- Причини вогнетривкості:
  - **Індивідуальні особливості**: кожен пацієнт унікальний, і його генетика, метаболізм або навколишнє середовище можуть впливати на його реакцію на лікування.
  - **Недотримання лікування**: погане дотримання лікування, часто через побічні ефекти, може бути причиною.
  - **Складність захворювання**: алергія та аутоімунні захворювання можуть мати складні форми, що ускладнює лікування деяких випадків.
- **Виявлення рефрактерних пацієнтів**:
  Регулярний моніторинг симптомів, використання діагностичних тестів та оцінка відповіді на лікування є важливими для виявлення таких пацієнтів.
- Терапевтичні підходи для рефрактерних пацієнтів:

- **Модифікація лікування**: Збільшення дози, зміна препарату або комбінація декількох методів лікування.
- **Біологічне лікування**: певні біологічні препарати можуть цілеспрямовано впливати на частини імунної системи, що беруть участь у захворюванні.
- **Імунотерапія**: Деяким алергікам імунотерапія може допомогти десенсибілізувати імунну систему.
- **Немедикаментозні втручання**: психотерапія, реабілітація або методи управління стресом можуть доповнювати медикаментозне лікування.
- Виклики, пов'язані з управлінням:
  - **Побічні ефекти**: Альтернативні або посилені методи лікування можуть мати більш виражені побічні ефекти.
  - **Вартість**: деякі види лікування для рефрактерних пацієнтів можуть бути дорогими, що створює проблеми з відшкодуванням витрат або доступом до них.
  - **Емоційний тягар**: рефрактерність може викликати стрес і депресію у пацієнтів, що потребує психологічної підтримки.
- **Міждисциплінарна співпраця**:
Ведення рефрактерних пацієнтів може вимагати тісної співпраці між алергологами, імунологами, психологами та іншими спеціалістами для забезпечення цілісного підходу.
- **Дослідження та клінічні випробування**:
Рефрактерні пацієнти можуть мати можливість взяти участь у клінічних випробуваннях нових методів лікування. Це також є стимулом для постійних досліджень у цій галузі.

- **Навчання та підтримка пацієнта:**
Важливо залучати пацієнта до процесу прийняття рішень, інформувати його про наявні варіанти та емоційно підтримувати його.

Рефрактерні пацієнти в алергології та імунології є серйозним клінічним викликом, але також і можливістю поглибити наше розуміння цих захворювань та впровадити інновації в лікуванні. Персоналізований менеджмент, міжпрофесійна співпраця та постійні дослідження мають важливе значення для забезпечення найкращого догляду за цими пацієнтами.

Алергія та імунодепресії у педіатричних пацієнтів

Діти - це не просто маленькі дорослі; їхня імунна система розвивається та еволюціонує з часом. Як наслідок, лікування алергії та імунодепресій у дітей часто відрізняється від лікування дорослих. Давайте підійдемо до цієї теми з точністю, делікатністю та турботою про медичну етику.

- Розуміння основ:
    - **Розвиток імунної системи**: Від народження і в міру зростання діти піддаються впливу безлічі антигенів, які формують їхню імунну систему.
    - **Генетичні та екологічні фактори**: гени, успадковані від батьків і навколишнього середовища, відіграють вирішальну роль у розвитку алергії та імунодефіциту.
- Дитяча алергія:
    - **Харчові алергії**: включає діагностику, лікування та профілактику поширених

алергій, таких як алергія на молоко, яйця, арахіс тощо.
- **Атопічна екзема**: поширений стан у немовлят і дітей.
- **Астма**: Симптоми та лікування астми у дітей часто відрізняються від таких у дорослих.
- **Сезонна алергія**: реакція на пилок, пліснява та інші алергени в навколишньому середовищі.
- Дитяча імунодепресія:
  - **Первинні імунні дефіцити**: ці дефіцити, як правило, є генетичними і можуть впливати на різні компоненти імунної системи.
  - **Вторинний імунодефіцит**: може виникнути в результаті інфекцій, медикаментозного лікування або інших захворювань.
  - **Опортуністичні інфекції**: У дітей з ослабленим імунітетом інфекції, які зазвичай є доброякісними, можуть стати серйозними.
- Діагностувати та оцінювати:
  - **Клінічна картина**: Симптоми алергії та імунодефіциту у дітей.
  - **Діагностичні тести**: шкірні тести, аналізи крові та інші процедури, які підходять для дітей.
- Специфічні методи лікування для дітей:
  - **Лікарські засоби** : Дозування, способи застосування та побічні ефекти у дітей.
  - **Терапевтична освіта**: як навчити дітей та їхні сім'ї найкращим способам управління своїми захворюваннями.
  - **Прихильність до лікування**: Забезпечення спостереження та співпраці з молодими пацієнтами.

- Профілактика та освіта:
    - **Вакцинація**: Важлива роль вакцин, особливо для дітей з ослабленим імунітетом.
    - **Уникнення алергенів**: Поради батькам щодо уникнення впливу поширених алергенів.
    - **Харчування та дієта**: важливість здорового харчування та спеціальні дієти для дітей-алергіків.
- Психосоціальні виклики та підтримка:
    - **Вплив на сім'ю**: догляд за дитиною з алергією або імунодепресією може бути стресом для всієї родини.
    - **Психологічна підтримка**: важливість емоційної підтримки для дітей та їхніх сімей.
    - **Школа та соціальні заходи**: як допомогти дитині з алергією або ослабленим імунітетом нормально жити в школі та в інших соціальних середовищах.

Лікування алергії та імунодепресій у дітей вимагає комплексного та інтегрованого підходу, адаптованого до специфічних потреб педіатрії. Тісна співпраця з дітьми, їхніми сім'ями, школами та іншими зацікавленими сторонами має важливе значення для забезпечення їхнього благополуччя, безпеки та якості життя.

Догляд за пацієнтами похилого віку

З віком імунна система зазнає структурних і функціональних змін, відомих як імуносенсибілізація. Пацієнти похилого віку можуть представляти унікальні виклики в алергології та імунології, що вимагає підходу, пристосованого до їхніх специфічних потреб.

- Імуногенез та його наслідки:
    - **Зміни в імунній системі з віком**: розуміння того, як імунна система змінюється з віком і як це впливає на сприйнятливість до хвороб та інфекцій.
    - **Підвищена вразливість**: літні пацієнти часто більш вразливі до інфекцій і можуть мати атипові алергічні реакції.
- Алергія у пацієнтів похилого віку:
    - **Клінічні прояви**: алергічні симптоми можуть бути ослабленими, атиповими або замаскованими іншими станами, характерними для людей похилого віку.
    - **Тригери**: вивчення поширених алергенів та їхнього впливу на людей похилого віку.
- Імуносупресія у пацієнтів похилого віку:
    - **Причини та наслідки**: імунодефіцит може посилюватися іншими хронічними захворюваннями, медикаментозним лікуванням та імунодефіцитом.
    - **Управління**: Важливість належної оцінки та моніторингу для мінімізації ризиків.
- Діагностика у пацієнтів похилого віку:
    - **Особливі проблеми**: стандартні тести можуть потребувати коригування або іншої інтерпретації.
    - **Важливість збору анамнезу**: Ретельний збір анамнезу має важливе значення, враховуючи ймовірність супутніх захворювань і супутніх ліків.
- Лікування, адаптоване для літніх пацієнтів:
    - **Спосіб застосування та дози**: враховувати зміни у фармакокінетиці та фармакодинаміці з віком.
    - **Управління побічними ефектами**: люди похилого віку можуть бути більш чутливими

до певних побічних ефектів або лікарських взаємодій.
- Цілісний підхід:
    - **Врахування супутніх захворювань**: Пацієнти похилого віку часто мають ряд супутніх захворювань, які можуть впливати на їх лікування.
    - **Психосоціальні аспекти**: важливість емоційної підтримки, стиль життя та соціальний контекст.
- Освіта та профілактика:
    - **Прихильність до лікування**: Забезпечення розуміння та співпраці з пацієнтом, беручи до уваги будь-які когнітивні або фізичні обмеження.
    - **Вакцинація**: Рекомендації щодо вакцинації можуть відрізнятися, але вони необхідні для захисту літніх людей від інфекцій.
- Міждисциплінарна співпраця:
    - **Координація допомоги**: співпраця з іншими спеціалістами, такими як геріатри, для надання комплексної допомоги.
    - **Сім'я та опікуни**: Важлива роль родичів у догляді, підтримці та прийнятті рішень.

Ведення літніх пацієнтів в алергології та імунології вимагає глибокого розуміння вікових змін та специфічних проблем, пов'язаних з цією групою населення. Персоналізований, мультидисциплінарний і турботливий підхід забезпечить оптимальний догляд і кращу якість життя для цих пацієнтів.

Виклики, пов'язані з рідкісні та орфанні захворювання

Термін "рідкісні захворювання" відноситься до широкої категорії хвороб, на які страждає невеликий відсоток населення. У контексті алергології та імунології деякі з цих захворювань називають "сирітськими", оскільки вони не привертають уваги дослідників або фармацевтичної промисловості через свою низьку поширеність. Ці захворювання створюють унікальні виклики як для медичних працівників, так і для пацієнтів.

- Розуміння рідкісних захворювань:
  - **Визначення та класифікація**: що мається на увазі під "рідкісними захворюваннями" та як вони класифікуються в алергології та імунології.
  - **Епідеміологія**: поширеність, поширення та еволюція цих захворювань.
- Діагноз: Шлях, усіяний підводними каменями:
  - **Затримки в діагностиці**: багато пацієнтів з рідкісними захворюваннями роками не можуть отримати точний діагноз.
  - **Складність симптомів**: прояви можуть бути нечіткими, нетиповими або нагадувати інші більш поширені захворювання.
- Відсутність досліджень та даних:
  - **Обмежене фінансування**: дослідження рідкісних захворювань часто недофінансовуються, оскільки не привертають комерційного інтересу.
  - **Клінічні випробування**: Труднощі у проведенні надійних досліджень через невелику кількість пацієнтів.

- Терапевтичні виклики:
    - **Обмеженість або відсутність лікування**: Багато рідкісних захворювань не мають специфічного лікування.
    - **Орфанні препарати**: виклики та надії, пов'язані з розробкою ліків від цих захворювань.
- Комплексний догляд за пацієнтом:
    - **Мультидисциплінарний підхід**: необхідність тісної співпраці між різними фахівцями для вирішення всіх аспектів захворювання.
    - **Психологічна підтримка**: розпізнавання та подолання емоційного та психологічного впливу на пацієнтів та їхні сім'ї.
- Освіта та обізнаність:
    - **Навчання медичних працівників**: забезпечення того, щоб особи, які надають **медичну допомогу, були** добре поінформовані та підготовлені до виявлення та лікування цих захворювань.
    - **Підвищення обізнаності громадськості**: підвищення видимості цих захворювань для привернення уваги, фінансування та досліджень.
- Співпраця та мережі:
    - **Довідкові центри**: важливість спеціалізованих центрів для надання кваліфікованої допомоги.
    - **Мережі пацієнтів**: Асоціації пацієнтів відіграють вирішальну роль у наданні підтримки, інформації та проведенні кампаній на підтримку досліджень.
- Етичні та соціальні аспекти:
    - **Доступ до допомоги**: Забезпечення того, щоб усі пацієнти, незалежно від їхнього географічного або соціально-економічного

становища, мали доступ до лікування та догляду.
- **Етичні питання**: пренатальна діагностика, генетика та кінець життя.

Рідкісні та орфанні захворювання в алергології та імунології потребують особливої уваги. Хоча вони вражають невеликий відсоток населення, їхній вплив на хворих та їхні сім'ї є глибоким. Цілісний, орієнтований на пацієнта підхід у поєднанні з активними дослідженнями є необхідним для покращення діагностики, лікування та якості життя таких пацієнтів.

Розділ 11

ДОСЛІДЖЕННЯ В АЛЕРГОЛОГІЇ ТА ІМУНОЛОГІЇ

Важливість клінічних досліджень і фундаментальні

Алергологія та імунологія, як і всі медичні дисципліни, базуються на десятиліттях, навіть століттях досліджень. Інновації, дослідження та розуміння продовжують розвиватися завдяки спільним зусиллям фундаментальних та клінічних досліджень. Ці два стовпи, незважаючи на відмінності у підходах, нерозривно пов'язані між собою і мають важливе значення для досягнення значних покращень у лікуванні пацієнтів.

- Фундаментальні дослідження: досліджуємо основи:
    - **Визначення та сфера застосування**: Розуміння того, що таке фундаментальні дослідження і чим вони відрізняються від прикладних досліджень.
    - **Імунологічні механізми**: вивчають, як функціонує імунна система на молекулярному, клітинному та системному рівнях.
    - **Походження хвороб**: визначення генетичних, екологічних та фізіологічних тригерів алергічних та імунологічних захворювань.
- Клінічні дослідження: від лабораторії до ліжка пацієнта:
    - **Етапи клінічних випробувань**: Розуміння етапів, пов'язаних з тестуванням нових методів лікування, від безпеки до ефективності.
    - **Епідеміологічні дослідження**: аналіз тенденцій, причин і наслідків захворювань на рівні популяції.

- **Дослідження ефективності лікування**: Оцінка того, як лікування працює в реальних умовах.
- Інтерфейс між фундаментальними та клінічними дослідженнями:
  - **Передача знань**: як лабораторні відкриття можна перетворити на потенційні методи лікування?
  - **Міждисциплінарна співпраця**: важливість поєднання різноманітних знань для інноваційних, інтегративних досліджень.
- Вплив на лікування та профілактику:
  - **Нові ліки і методи лікування**: як дослідження ведуть до розробки нових, більш ефективних і менш інвазивних методів лікування.
  - **Стратегії профілактики**: використання досліджень для передбачення та запобігання захворюванням до того, як вони виникнуть.
- Дослідницькі виклики та етика:
  - **Етичні питання**: міркування щодо клінічних випробувань, геноміки та синтетичної біології.
  - **Фінансування та підтримка**: проблеми, пов'язані з отриманням достатнього та сталого фінансування досліджень.
- Майбутнє досліджень алергії та імунології:
  - **Персоналізована терапія**: Використання генетики та точної медицини для адаптації лікування до індивідуальних потреб.
  - **Нові технології**: Інновації, такі як редагування геному та штучний інтелект, що формують майбутні дослідження.

Дослідження, як фундаментальні, так і клінічні, є рушійною силою прогресу в алергології та імунології.

Вони дозволяють нам постійно вдосконалювати наше розуміння захворювань, розробляти нові методи лікування та розширювати межі можливостей медицини. Для медичних працівників бути в курсі останніх досягнень є вкрай важливим, якщо вони хочуть запропонувати своїм пацієнтам найкращий можливий догляд.

Як медсестра може зробити свій внесок для досліджень

Медичні сестри займають унікальну позицію в галузі охорони здоров'я, перебуваючи одночасно в центрі клінічної допомоги та на межі між пацієнтом і медичною командою. Ця привілейована позиція дозволяє їм відігравати вирішальну роль у дослідженнях, особливо в алергології та імунології.

- Роль збору даних :
    - **Поглиблене ведення клінічних записів**: ретельно документуючи симптоми пацієнтів, реакції на лікування та інші важливі спостереження, медичні сестри надають важливі дані для клінічних досліджень.
    - **Спостереження після лікування**: спостереження за тривалістю лікування, появою побічних ефектів або якістю життя пацієнтів.
- Зв'язок між пацієнтами та дослідниками:
    - **Рекрутинг для участі в клінічних випробуваннях**: медсестра може виявити пацієнтів, які можуть отримати користь від клінічних випробувань, і скерувати їх до цих можливостей.

- **Освіта та згода**: пояснення пацієнтам мети, переваг та ризиків клінічних випробувань, а також отримання їхньої інформованої згоди.
- Проведення медсестринських дослідницьких проектів:
  - **Виявлення проблем**: спираючись на свій клінічний досвід, медсестри можуть визначити сфери, які потребують дослідження або вдосконалення.
  - **Розробка та впровадження протоколів**: розробка невеликих досліджень для тестування, наприклад, нових процедур догляду або освітніх втручань.
- Участь у міждисциплінарних дослідженнях:
  - **Дослідницька група**: Співпраця з лікарями, дослідниками, фармацевтами та іншими медичними працівниками.
  - **Внесок клінічної перспективи**: обмін думками, заснованими на щоденному досвіді догляду, для покращення дизайну та впровадження дослідження.
- Публікація та розповсюдження:
  - **Написання статей**: обмін результатами досліджень або оглядів літератури у спеціалізованих журналах.
  - **Конференції та семінари**: презентуйте результати досліджень колегам, беріть участь у дебатах та будьте в курсі останніх досягнень.
- Безперервна освіта та спеціалізація:
  - **Курси та кваліфікації**: Спеціальна підготовка з медсестринських досліджень.
  - **Вищі ступені**: продовжити навчання в аспірантурі для подальшої спеціалізації в дослідженнях, наприклад, отримати ступінь магістра або доктора в галузі медсестринства.

- Юрист з доказових досліджень :
  - **Сприяння поширенню найкращих практик**: забезпечення того, щоб надана допомога ґрунтувалася на найновіших і найпереконливіших доказах.
  - **Відгуки про існуючі протоколи**: Запропонуйте покращення на основі останніх досліджень та відгуків.

Тому роль медичної сестри в дослідженнях є різноманітною і важливою. Збираючи дані, проводячи проекти або поширюючи знання, медичні сестри є ключовими гравцями в просуванні досліджень в алергології та імунології. Їхній внесок гарантує, що дослідження будуть актуальними, орієнтованими на пацієнта і, перш за все, застосовними в повсякденній клінічній практиці.

Останні великі відкриття та їх залучення

Алергологія та імунологія - галузі, що постійно розвиваються. Дослідження процвітають, регулярно приводячи до відкриттів, які трансформують розуміння та лікування алергічних та імунних захворювань. Ось деякі з найбільш значущих досягнень останніх років та їх значення для клінічної практики:

- **Мікробіом та імунне здоров'я**:
  Відкриття: кишечник є домом для трильйонів мікробів (бактерій, вірусів, грибків), які відіграють вирішальну роль у регулюванні нашої імунної системи.
  Значення: Ці відкриття ставлять під сумнів спосіб розвитку алергії та деяких аутоімунних захворювань, відкриваючи шлях до методів

лікування, заснованих на модуляції мікробіому, таких як пробіотики або трансплантація фекалій.
- **Біологічна терапія аутоімунних та алергічних захворювань:**
Відкриття: таргетні препарати, призначені для блокування специфічних молекул, що беруть участь у запаленні та імунній відповіді.
Значення: ці препарати пропонують більш ефективні та менш токсичні методи лікування таких захворювань, як важка форма астми, атопічний дерматит та ревматоїдний артрит.
- **Лікування анафілаксії:**
Відкриття: нові, зручніші у використанні адреналінові автоін'єктори та навчання їх використанню.
Наслідок: Більш швидке та ефективне введення адреналіну в разі анафілаксії, що підвищує шанси на виживання та зменшує кількість ускладнень.
- **Десенсибілізація до харчових алергенів:**
Відкриття: протоколи пероральної імунотерапії для поступової десенсибілізації пацієнтів з алергією на певні харчові продукти.
Значення: Люди з важкими формами харчової алергії потенційно можуть лікуватися для підвищення толерантності до алергену, тим самим знижуючи ризик серйозних реакцій.
- **Генетика імунних захворювань:**
Відкриття: ідентифікація специфічних генів, пов'язаних з імунними захворюваннями, такими як первинний імунодефіцит.
Наслідки: більш рання і точна діагностика, а також можливість генної терапії для лікування деяких з цих станів у майбутньому.
- **Імунотерапія в онкології:**
Відкриття: використання імунної системи для нападу на ракові клітини та їх знищення.
Значення: Це досягнення зробило революцію в

лікуванні певних видів раку, пропонуючи терапевтичні можливості там, де надії було мало або взагалі не було.

Вплив цих відкриттів величезний, вони відкривають нові перспективи лікування, покращують якість життя пацієнтів, а в деяких випадках - забезпечують лікування. Це нагадування про силу досліджень і їхню важливість у медичній галузі, а також про важливу роль медичних працівників, зокрема медсестер, у втіленні цих відкриттів у корисну допомогу пацієнтам.

Майбутнє досліджень та нові галузі

Алергологія та імунологія, як взаємопов'язані галузі медицини, продовжують стрімко розвиватися, і постійно з'являються нові напрямки досліджень. Ці галузі обіцяють принести нове розуміння та потенційні терапевтичні досягнення. Ось короткий огляд того, що може чекати на дослідження в галузі алергології та імунології в майбутньому:

- Персоналізована імунотерапія :
    - *Фокус*: адаптація імунотерапевтичного лікування до індивідуальних генетичних та імунологічних особливостей пацієнта.
    - *Потенціал*: запропонувати більш ефективні методи лікування з меншою кількістю побічних ефектів, що призведе до покращення якості життя.
- Нейроімунологія:
    - *Сфера наукових інтересів*: вивчення взаємодії між нервовою та імунною системами.

- *Потенціал*: розуміння зв'язку між стресом, депресією та імунною дисфункцією, відкриття нових терапевтичних підходів.
- Епігенетика імунних захворювань :
  - *Фокус*: розуміння того, як фактори навколишнього середовища змінюють експресію генів, пов'язаних з імунною відповіддю, не змінюючи саму ДНК.
  - *Потенціал*: Виявлення нових механізмів захворювання та нових терапевтичних мішеней.
- Мікробіом та алергологія:
  - *Сфера інтересів*: вивчення того, як зміни в мікробіомі можуть впливати на поширеність і тяжкість алергії.
  - *Потенціал*: розробка втручань для відновлення або модуляції мікробіому з метою профілактики або лікування алергії.
- CRISPR-технології та редагування генів :
  - *Сфера інтересів*: використання методів генного редагування для виправлення або модифікації генів, відповідальних за імунні розлади.
  - *Потенціал*: Лікування генетичних захворювань у їхньому корені, що потенційно може запропонувати ліки від невиліковних на сьогоднішній день станів.
- Нанотехнології в імунології :
  - *Сфера інтересів*: використання наночастинок для введення ліків, вакцин або засобів, що модулюють імунну систему.
  - *Потенціал*: Підвищення ефективності лікування та зменшення побічних ефектів.
- Екологічна імунологія :
  - *Фокус*: розуміння впливу забруднювачів, токсинів та зміни клімату на імунну систему.

- *Потенціал*: Профілактика та лікування захворювань, пов'язаних з екологічними факторами.

Ці та інші нові напрямки визначають межі досліджень в алергології та імунології. Постійні інвестиції в ці галузі можуть призвести до трансформаційних відкриттів, що покращать догляд за пацієнтами в усьому світі. Для медичних працівників, у тому числі медсестер, бути в курсі цих досягнень є важливим для забезпечення оптимального догляду та проведення пацієнтів через складний ландшафт терапевтичних можливостей.

Розділ 12

ПЕРЕХІД НА ІНШІ СПЕЦІАЛЬНОСТІ АБО ВИЩІ ПОСАДИ

Практикуюча медсестра в галузі алергології та імунології

Медичні сестри (МС) відіграють вирішальну роль у догляді за пацієнтами з алергічними та імунологічними розладами. Їх поглиблена підготовка в поєднанні з навичками клінічної оцінки та терапевтичного менеджменту роблять їх важливою ланкою в безперервному процесі надання медичної допомоги таким пацієнтам.

- Визначення та професійне визнання :
  - *Витоки та еволюція ролі приватного детектива*: коротка історія розвитку цієї професії.
  - *Нормативно-правова база*: Критерії відповідності, навчання та сертифікації, необхідні для роботи в якості ПП.
  - Різниця між медичною сестрою та медичною сестрою-практиком: роз'яснення навичок та обов'язків.
- Навички та навчання :
  - *Академічна підготовка*: Університетський курс та клінічна практика, необхідні для того, щоб стати лікарем-імунологом в алергології та імунології.
  - *Постійне навчання*: важливість регулярного оновлення знань і навичок.
- Сфери експертизи :
  - *Поглиблена клінічна оцінка*: здатність проводити поглиблені обстеження та інтерпретувати складні результати.
  - *Рецептурна терапія*: можливість розпочинати, коригувати або припиняти лікування у співпраці з лікарями.
  - *Моніторинг та координація допомоги*: забезпечення безперервності догляду за

пацієнтами у співпраці з іншими медичними працівниками.
- Особлива роль в алергології та імунології:
    - *Допомога алергікам*: оцінка, діагностика та спостереження за пацієнтами з різними видами алергії.
    - *Лікування імунодефіцитів*: Скринінг, моніторинг та перенаправлення пацієнтів з імунодефіцитами.
    - *Терапевтична освіта*: підвищення обізнаності про алергени, проведення лікування та запобігання нападам.
- Виклики та можливості:
    - *Міжпрофесійна співпраця*: важливість спільної роботи з лікарями, фармацевтами та іншими медичними працівниками.
    - *Виклики, з якими стикається професія*: регуляторні обмеження, перешкоди для професійного визнання та клінічні проблеми.
    - *Можливості для майбутнього*: Розширення сфери практики, участь у клінічних дослідженнях і внесок у безперервну медичну освіту.
- Клінічні випадки та відгуки:
    - Реальні історії з життя, що ілюструють роль ПІ в алергології та імунології, підкреслюючи її вплив на покращення догляду за пацієнтами.

Медична сестра в алергології та імунології є основою догляду за пацієнтами. Поглиблена підготовка та передові клінічні навички дозволяють їм надавати високоякісну допомогу, заповнювати прогалини в системі охорони здоров'я та активно сприяти розвитку медичної практики в цій галузі.

Перехід до викладання або навчання

Кар'єра медсестри з алергології та імунології не обмежується безпосереднім доглядом за пацієнтами. З досвідом роботи багатьох медсестер приваблює світ викладання, вони прагнуть навчати наступне покоління медичних працівників цій захоплюючій спеціальності. Цей перехід, хоч і природний, вимагає спеціальної підготовки та роздумів.

- Мотивація до викладання:
    - *Віддавати*: Сприяти навчанню та наставництву майбутніх медсестер.
    - *Професійне задоволення*: задоволення від того, що студенти розвиваються та досягають успіху.
    - *Інтелектуальна стимуляція*: бути в курсі останніх досліджень і досягнень у цій галузі.
- Необхідні навички та якості:
    - *Клінічна досконалість*: Солідний досвід і глибокі знання спеціальності.
    - *Викладацькі навички*: вміння ефективно передавати знання.
    - *Терпіння та емпатія*: розуміння індивідуальних потреб студентів та адаптація до їхнього темпу навчання.
- Різні освітні шляхи:
    - *Академічне викладання*: викладання в навчальних закладах для медсестер або університетах.
    - *Клінічна підготовка*: нагляд та наставництво студентів під час їхньої польової практики.
    - *Тренінги та семінари*: організація або участь у поточних навчальних курсах для практикуючих фахівців.

- Підготовка до переходу :
    - *Підготовка вчителів*: набуття необхідних навичок викладання.
    - *Отримайте наставника*: скористайтеся досвідом та порадами досвідченого викладача.
    - *Ознайомтеся з академічним світом*: зрозумійте, як працюють навчальні заклади та чого вони очікують.
- Виклики та винагороди викладання:
    - *Управління різноманітністю студентів*: Кожен студент унікальний, з власними сильними і слабкими сторонами та стилем навчання.
    - *Баланс між викладанням та клінічною практикою*: знайти правильний баланс між активною клінічною практикою та присвятою себе викладанню.
    - *Радість викладання*: Приємні моменти, коли студенти досягають успіху і демонструють компетентність.
- Перспективи на майбутнє:
    - *Просування в академічній ієрархії*: стати керівником кафедри або програми.
    - *Внесок у дослідження медсестринської освіти*: брати участь у дослідженнях і публікаціях, пов'язаних з медсестринською освітою.
    - *Постійний професійний розвиток*: Завжди прагне вдосконалювати методи і техніки викладання.

Перехід від медсестри до викладача - це корисний шлях, який пропонує багато можливостей для професійного зростання. Навчаючи і направляючи наступне покоління, ці медсестринські педагоги відіграють важливу роль в еволюції і постійному вдосконаленні медсестринської професії.

Медсестра-дослідниця або консультантка

З постійним розвитком медичних знань потреба в інтеграції досліджень у медсестринську практику ніколи не була такою важливою, як зараз. Крім того, зі зростанням складності охорони здоров'я зростає попит на консультантів-спеціалістів, які керують практикою і політикою. Таким чином, медичні сестри з досвідом роботи в галузі алергології та імунології можуть працювати в якості дослідників або консультантів.

- Медсестра-дослідниця:
    - *Визначення ролі*: займається розробкою, проведенням та аналізом клінічних або фундаментальних досліджень.
    - *Важливість медсестринських досліджень*: внесок у базу знань для покращення клінічної практики та результатів лікування пацієнтів.
    - *Можливості для досліджень*: дослідження ефективності втручань, якості медичної допомоги, навчання пацієнтів тощо.
    - *Міждисциплінарна співпраця*: робота з лікарями, фармацевтами, біологами та іншими фахівцями.
    - *Поширення результатів*: публікації у фахових журналах, презентації на конференціях, включення результатів дослідження в систему безперервної освіти.
- Медсестра-консультант:
    - *Визначення ролі*: передовий клінічний досвід для керівництва практикою, розробки протоколів або консультування у складних клінічних ситуаціях.

- *Сфери консультування*: кейс-менеджмент, політика надання допомоги, розробка освітніх програм для пацієнтів.
- *Співпраця з іншими установами*: лікарнями, клініками, навчальними закладами, фармацевтичними компаніями.
- *Постійне навчання*: постійно оновлює свої знання, щоб надавати консультації на основі найновіших даних.
- Необхідна підготовка та навички:
    - *Спеціалізована підготовка*: Вища освіта в галузі наукових досліджень, епідеміології, біостатистики або в інших відповідних сферах.
    - *Аналітичні навички*: вміння планувати дослідження, аналізувати дані та оцінювати наукову літературу.
    - *Ефективна комунікація*: вміння чітко подавати інформацію, писати статті та співпрацювати з іншими фахівцями.
- Виклики та нагороди:
    - *Необхідність критичного мислення*: постійно ставити під сумнів усталені практики та шукати вдосконалення.
    - *Балансування* між дослідженнями, консультаціями, клінічною роботою та іноді викладанням.
    - *Довготривалий вплив*: задоволення від внеску в покращення догляду, розвиток професії та покращення якості життя пацієнтів.
- Перспективи на майбутнє:
    - *Можливості для лідерства*: займати керівні посади в науково-дослідних установах, професійних асоціаціях або організаціях охорони здоров'я.
    - *Розширення сфери консультування*: з розвитком медицини з'являються нові ніші

експертизи, які потребують спеціалістів-консультантів.
- *Внесок у політику охорони здоров'я*: використання досвіду організації для впливу на політику та практику на національному та міжнародному рівнях.

Медична сестра-дослідник або консультант відіграє вирішальну роль, поєднуючи глибокі клінічні знання з широким баченням охорони здоров'я. Вирішуючи проблеми на основі доказової медицини, вони допомагають формувати майбутнє медсестринства та покращувати якість догляду за всіма пацієнтами.

Навички та додаткове навчання для кар'єрного зростання

Світ охорони здоров'я постійно змінюється, і медсестри з алергології та імунології повинні постійно розвиватися і адаптуватися. Кар'єрний ріст часто вимагає додаткових навичок і навчання, щоб відповідати мінливим вимогам середовища і переходити на посади з більшою відповідальністю або спеціалізацією.

- Підвищення кваліфікації:
  - *Магістратура та аспірантура в медсестринстві*: ці програми пропонують поглиблену підготовку в галузі досліджень, лідерства та освіти.
  - *Спеціалізовані сертифікати*: Сертифікати з алергології, імунології або інших суміжних галузей можуть додати офіційного визнання конкретному досвіду.
  - *Короткі курси та семінари*: вони можуть охоплювати нові методики, новітні

технології або конкретні теми, такі як медична етика чи управління стресом.
- Лідерські та управлінські навички:
    - *Управління командою*: Знання того, як мотивувати, очолювати та керувати командою медсестер або медичних працівників.
    - *Управління проектами*: Планування, виконання та оцінка ініціатив з надання допомоги або дослідницьких проектів.
    - *Прийняття стратегічних рішень*: Здатність бачити загальну картину і приймати обґрунтовані рішення на благо установи або департаменту.
- Комунікативні навички :
    - *Презентація та навчання*: Здатність викладати, читати лекції або проводити тренінги.
    - *Переговори*: вміння ефективно спілкуватися, щоб отримати ресурси або співпрацювати з іншими відділами.
    - *Міжкультурна комунікація*: В умовах глобалізації охорони здоров'я вкрай важливо розуміти та ефективно взаємодіяти з представниками різних культур.
- Технологічні навички:
    - *Медична інформатика*: освоєння інформаційних систем охорони здоров'я, електронних медичних записів та пов'язаних з ними технологій.
    - *Телемедицина*: розуміння та ефективне використання технологій дистанційної допомоги, особливо з розвитком дистанційних консультацій.
    - *Аналіз даних*: Зі зростанням важливості даних в охороні здоров'я, здатність аналізувати та інтерпретувати їх є надзвичайно важливою.

- Особистий розвиток та добробут :
    - *Управління стресом*: вивчення методів управління стресом, притаманним професії.
    - *Навички життєстійкості*: Здатність відновлюватися після випробувань чи викликів.
    - *Нетворкінг*: встановлюйте професійні зв'язки в межах і поза межами вашої спеціалізації, щоб розширити свої горизонти і скористатися новими можливостями.

Кар'єрний ріст медсестри в алергології та імунології не обмежується оволодінням клінічними навичками. Він охоплює широкий спектр міжособистісних, технологічних та управлінських навичок. Постійно інвестуючи в професійний розвиток і шукаючи освітні можливості, медсестра може не тільки досягти успіху в своїй поточній ролі, але й прокласти шлях до більш широких лідерських можливостей і впливу у світі охорони здоров'я.

Розділ 13

ОГЛЯД ТА ПЕРСПЕКТИВИ

Де сьогодні перебувають алергологія та імунологія?

Алергологія та імунологія, дві тісно пов'язані між собою дисципліни, зазнали значного прогресу за останні десятиліття, і їх важливість зросла в сучасному медичному контексті. Вони знаходяться на передовій сучасної медицини, відповідаючи на складні виклики у сфері охорони здоров'я та зростаючі потреби у спеціалізованій допомозі.

- Збільшення випадків алергії:
    - В індустріально розвиненому світі ми спостерігаємо значне зростання алергічних захворювань. Респіраторні, харчові та шкірні алергії стали більш поширеними, і дослідження показують, що фактори навколишнього середовища, спосіб життя і навіть мікробіота кишечника можуть відігравати певну роль у цій тенденції.
- Розвиток імунологічного розуміння:
    - Сучасна епоха імунології стала свідком чудових відкриттів, що стосуються функціонування імунної системи. Дослідження Т- і В-клітин, цитокінів і механізмів аутоімунних реакцій призвели до кращого розуміння імунологічних захворювань.
- Прогресивні імунотерапії:
    - Розробка інноваційних методів лікування, таких як CAR-T-терапія деяких видів раку або інгібітори імунних контрольних точок, зробила революцію в лікуванні хвороб, які раніше вважалися невиліковними.
- Персоналізоване лікування :
    - Завдяки ері геномної медицини лікування може бути адаптоване до генетичного та

імунологічного профілю кожного пацієнта, пропонуючи більш цілеспрямовані та ефективні підходи.
- Взаємозв'язок з іншими спеціальностями:
    - Алергологія та імунологія мають вплив на інші галузі медицини, такі як дерматологія, пневмологія, гастроентерологія, ревматологія та інші. Ця конвергенція уможливлює мультидисциплінарні терапевтичні підходи.
- Постійні виклики :
    - Незважаючи на ці досягнення, проблеми залишаються. Зростаюча поширеність алергії та аутоімунних захворювань, пов'язаних з екологічними та генетичними факторами, вимагає постійних досліджень для розуміння цих явищ.
- Вплив пандемії COVID-19 :
    - Пандемія підкреслила надзвичайну важливість імунології. Розуміння імунної відповіді на вірус, розробка вакцин у рекордно короткі терміни та управління імунологічними ускладненнями, пов'язаними з хворобою, посилили важливість цієї спеціальності.
- Нові технології :
    - Інтеграція штучного інтелекту, біоінформатики та технологій секвенування наступного покоління обіцяє докорінно змінити наше розуміння та лікування алергічних та імунологічних захворювань.
- Освіта та обізнаність:
    - Стало вкрай необхідним інформувати широку громадськість про алергію, важливість вакцинації та розуміння імунологічних механізмів, щоб боротися з дезінформацією та сприяти профілактиці.

Алергологія та імунологія знаходяться на захоплюючому перехресті, поєднуючи передові наукові досягнення, інноваційні методи лікування та зростаюче клінічне значення. Завдяки швидкому розвитку науки і технологій майбутнє цих дисциплін є багатообіцяючим, хоча воно також пов'язане з викликами, які вимагають наполегливості, інновацій та співпраці.

Майбутні виклики для спеціальності і для медсестер

Алергологія та імунологія, як і більшість медичних дисциплін, постійно розвиваються. Ці спеціальності перебувають у центрі численних дискусій і медичних відкриттів, і на них чекають значні виклики в майбутньому. Як важлива ланка в ланцюгу охорони здоров'я, медичні сестри будуть безпосередньо зачеплені цими викликами і повинні будуть адаптуватися до них.

- Посилення турботи про алергію :
    - Зі збільшенням кількості випадків алергії в усьому світі попит на фахівців і медсестер, які пройшли підготовку в галузі алергології, буде продовжувати зростати. Це означає збільшення робочого навантаження, а також необхідність постійного навчання, щоб йти в ногу з часом.
- Технологічні розробки:
    - Технології трансформують медицину. Впровадження телемедицини, віртуальної реальності для навчання пацієнтів і мобільних додатків для моніторингу лікування - все це елементи, до яких медсестрам доведеться звикнути.

- Складність нових методів лікування :
    - З появою генної терапії, біотехнологій і складної імунотерапії медсестрам необхідно глибоко розуміти ці методи лікування, щоб безпечно застосовувати їх і навчати пацієнтів.
- Освіта та профілактика:
    - Важливість профілактики алергії та аутоімунних захворювань вимагатиме від медсестер відігравати все більшу роль в освіті пацієнтів і широкої громадськості.
- Міждисциплінарна співпраця:
    - Оскільки алергологія та імунологія стають все більш взаємопов'язаними з іншими спеціальностями, медсестрам доведеться тісно співпрацювати з фахівцями з інших дисциплін, що вимагає навичок комунікації та координації.
- Етика та інформована згода :
    - Майбутні методи лікування, особливо ті, що генетично модифікують клітини пацієнта, порушуватимуть етичні питання. Медсестер потрібно буде навчити обговорювати ці питання з пацієнтами і отримувати інформовану згоду.
- Клінічні дослідження:
    - Важливість досліджень у розвитку спеціальності не можна недооцінювати. Медичні сестри могли б відігравати більш активну роль, не тільки застосовуючи експериментальні методи лікування, але й беручи участь у розробці та впровадженні клінічних досліджень.
- Глобальні та екологічні виклики:
    - Зміна клімату, забруднення та інші екологічні проблеми впливають на частоту алергічних та аутоімунних захворювань. Медсестри повинні бути обізнані з цими

факторами, щоб адаптувати свій догляд і поради.
- Емоційна та психологічна підтримка:
    - Пацієнти з важкою алергією або аутоімунними захворюваннями можуть стикатися зі значними емоційними проблемами. Медсестрам потрібно вдосконалювати свої навички психологічної підтримки.
- Безперервна освіта :
    - Враховуючи швидкі зміни, що відбуваються в медицині, безперервне навчання буде мати важливе значення для того, щоб медсестри залишалися компетентними та сучасними.

Алергологія та імунологія, як і будь-яка інша галузь медицини, що швидко розвивається, пропонує як можливості, так і виклики для медсестер. Передбачаючи ці проблеми та проактивно адаптуючись до них, медичні сестри можуть забезпечити оптимальний догляд за пацієнтами, одночасно розвиваючи власну кар'єру.

Інтеграція нових технологій та підходів

На перетині науки, медицини і технологій алергологія та імунологія стали свідками безпрецедентної трансформації. Медичні сестри, перебуваючи на передовій догляду за пацієнтами, відіграють центральну роль в інтеграції та впровадженні цих досягнень. Розуміння того, як ці нові технології та підходи формують щоденну практику, має важливе значення для оптимального догляду за пацієнтами.

- Телемедицина та дистанційні консультації :
    - **Визначення**: Використання комунікаційних технологій для надання дистанційної допомоги.
    - **Застосування в алергології та імунології**: моніторинг пацієнтів, дистанційна інтерпретація тестів, навчання та консультування.
    - **Переваги**: гнучкість, доступність для віддалених пацієнтів, зниження витрат.
    - **Виклики**: Конфіденційність, якість взаємодії між пацієнтом і медичним працівником, технічні обмеження.
- Мобільні додатки та кишенькові пристрої :
    - **Моніторинг у реальному часі**: Пристрої, які відстежують і реєструють фізіологічні параметри, такі як рівень кисню, частота серцевих скорочень або алергічні реакції.
    - **Прихильність до лікування**: Додатки, що нагадують людям про необхідність приймати ліки, дотримуватися дієти або плану дій при нападах.
    - **Освіта та інформація**: додатки, що надають актуальну інформацію про алергію, попередження про пилок або нові відкриття в імунології.
- Доповнена і віртуальна реальність:
    - **Навчання та освіта**: моделювання клінічних ситуацій для навчання медсестер або навчання пацієнтів.
    - **Вказівки для процедур**: Використовується в режимі реального часу для керування певними процедурами або тестами.
- Штучний інтелект (ШІ) та машинне навчання:
    - **Допоміжна діагностика**: аналіз симптомів, клінічних даних і результатів

аналізів, щоб запропонувати можливі діагнози.
- **Персоналізоване лікування**: ШІ може допомогти передбачити реакцію пацієнта на певне лікування або передбачити побічні ефекти.
- Геноміка та персоналізована медицина:
  - **Генетичне тестування**: для виявлення генетичної схильності до алергії або аутоімунних захворювань.
  - **Цілеспрямоване лікування**: підбирати лікування відповідно до генетичного профілю пацієнта.
- Спільні та міждисциплінарні підходи :
  - **Онлайн-платформи**: Сприяння комунікації між спеціалістами, медсестрами, лікарями загальної практики та іншими медичними працівниками.
  - **Централізовані бази даних**: збір та аналіз даних про пацієнтів для вдосконалення протоколів лікування та подальшого спостереження.
- Навчання та оновлення:
  - **Електронне навчання**: використання онлайн-платформ для безперервної освіти медсестер.
  - **Вебінари та віртуальні конференції**: доступ до останніх досліджень та дискусій у цій галузі без фізичної присутності.

Нові технології та підходи пропонують багатообіцяючі рішення, але вони вимагають відповідної підготовки та етичної рефлексії. Для медичних сестер вони дають можливість покращити якість догляду, оптимізувати час і вдосконалити свої професійні навички.

Поради для медсестер які починають свою кар'єру за цією спеціальністю

На перший погляд, робота в спеціалізованій галузі алергології та імунології може здатися складним завданням, але це чудова можливість розширити свої знання, урізноманітнити навички та зробити значний вплив на життя пацієнтів. Ось кілька порад для тих, хто починає свій шлях:

- Безперервна освіта :
  - **Регулярні оновлення**: світ алергології та імунології швидко змінюється. Переконайтеся, що ви в курсі останніх досягнень та рекомендацій.
  - **Семінари та конференції**: візьміть участь у спеціальних навчальних курсах, щоб покращити свої практичні навички.
- Наставництво:
  - **Знайдіть наставника**: досвід старшої медсестри може бути безцінним. Вона може направити вас, відповісти на ваші запитання та запропонувати моральну підтримку.
- Професійна мережа :
  - **Вступ до асоціацій** : Професійні асоціації можуть запропонувати можливості для навчання, налагодження контактів і доступу до цінних ресурсів.
  - **Поговоріть з колегами**: спілкування з іншими медсестрами допоможе вам обмінятися досвідом, порадами та рекомендаціями.
- Підхід, орієнтований на пацієнта:
  - **Розвивайте свої комунікативні навички**: активне слухання, емпатія та вміння

зрозуміло пояснювати медичну інформацію є дуже важливими.
- **Інформування пацієнтів**: Дізнайтеся, як інформувати пацієнтів про їхній стан, лікування та профілактику.
- Управління стресом :
  - **Бережи себе**: Вигорання існує. Навчіться розпізнавати його ознаки та робити перерви, коли це необхідно.
  - **Попросіть про допомогу**: якщо ви відчуваєте себе пригніченим, поговоріть з керівником або наставником.
- Організованість та ефективність:
  - **Тайм-менеджмент**: Зважаючи на кількість пацієнтів та обов'язків, дуже важливо правильно розподіляти свій час.
  - **Точна документація**: Переконайтеся, що весь догляд і взаємодія точно і вичерпно задокументовані.
- Професійна етика :
  - **Конфіденційність**: Завжди поважайте конфіденційність пацієнта.
  - **Доброчесність**: завжди діяти в інтересах пацієнта та відповідно до медичних рекомендацій.
- Адаптивність :
  - **Використовуйте технології**: З появою нових технологій важливо бути гнучким і навчитися користуватися новими інструментами.
- Довгостроковий прогноз :
  - **Сплануйте свою кар'єру**: подумайте, де ви хочете бути через 5, 10 або 15 років. Розгляньте інші навчальні програми або спеціалізації, якщо вам це цікаво.

- Пристрасть і відданість:
  - **Пам'ятайте про свою мотивацію**: прийдуть важкі дні, але пам'ять про те, чому ви обрали цей шлях, допоможе вам вистояти.

Починаючи свою кар'єру з рішучості, відкритості та жаги до навчання, медсестри з алергології та імунології можуть досягти успіху в кар'єрі, яка буде одночасно корисною та результативною.

Розділ 14

ВЗАЄМОДІЯ З ІНШІ МЕДИЧНІ СПЕЦІАЛЬНОСТІ

Співпраця з дерматологією

Алергологія та імунологія перебувають на перетині з дерматологією, особливо коли йдеться про шкірні захворювання алергічного або імунологічного походження. Ця міждисциплінарна взаємодія має вирішальне значення не тільки для точної діагностики, але й для надання комплексної та всебічної допомоги пацієнтам.

- Перетини спеціальностей :
    - **Етіологія шкірних захворювань**: Багато шкірних захворювань, таких як екзема, кропив'янка та псоріаз, мають алергічний або імунологічний компонент. Розуміння цих зв'язків може полегшити діагностику та лікування.
    - **Шкірні прояви системної алергії**: деякі харчові або медикаментозні алергії можуть викликати дерматологічні симптоми.
- Роль медичної сестри з алергології та імунології:
    - **Інтерпретація шкірних тестів**: Медсестра часто бере участь у проведенні та інтерпретації шкірних тестів, а тому повинна тісно співпрацювати з дерматологами.
    - **Інформування пацієнтів**: інформуйте пацієнтів про зв'язок між їхніми шкірними симптомами та можливими алергіями або імунним дисбалансом.
- Співпраця в діагностиці :
    - **Обмін інформацією**: Алергологи та імунологи можуть надати цінну інформацію про алергічний анамнез пацієнта, допомагаючи дерматологам визначити можливу етіологію.
    - **Дерматози імунного походження**: такі захворювання, як системний червоний

вовчак та склеродермія, потребують спільного досвіду в дерматології та імунології.
- Спільна обробка:
  - **Місцева та системна терапія**: При деяких станах може знадобитися як місцеве (дерматологічне), так і системне (алергологічне або імунологічне) лікування.
  - **Моніторинг побічних ефектів**: деякі імуносупресивні методи лікування, що застосовуються в дерматології, потребують імунологічного моніторингу.
- Тематичні дослідження та огляди:
  - **Міждисциплінарні зустрічі**: складні випадки можуть виграти від спільних зустрічей для обговорення найкращих стратегій управління.
  - **Обмін останніми дослідженнями**: досягнення в одній галузі можуть вплинути на практику в іншій.
- Навчання та обізнаність:
  - **Спільні навчальні програми**: Семінари або навчальні курси можуть бути організовані спільно, щоб надати кращу інформацію про перетини між двома спеціальностями.
  - **Підвищення обізнаності громадськості**: інформування громадськості про зв'язок між алергією, імунологією та шкірними захворюваннями.
- Перспективи на майбутнє:
  - **Спільні дослідження**: Міждисциплінарні дослідження можуть призвести до нових відкриттів і вдосконалень у лікуванні шкірних захворювань алергічного або імунологічного походження.

- **Розвиток комбінованих методів лікування**: У майбутньому можуть з'явитися методи лікування, що поєднують досвід алергології, імунології та дерматології.

Тісна співпраця між алергологією, імунологією та дерматологією не тільки бажана, але й часто необхідна для забезпечення комплексного догляду за пацієнтами. Для медичної сестри така співпраця означає краще розуміння, кращу підготовку і, зрештою, більш комплексний догляд за пацієнтом.

Взаємодія з респірологією

Алергологія та імунологія тісно пов'язані з респірологією, оскільки багато респіраторних захворювань мають алергічне або імунологічне походження. Розуміння цих взаємозв'язків є життєво важливим для діагностики, лікування та контролю супутніх захворювань легень.

- Перетини спеціальностей :
    - **Походження респіраторних захворювань**: Такі захворювання, як астма, алергічний бронхіт і деякі пневмонії мають чіткі алергічні або імунологічні компоненти.
    - **Респіраторні прояви імунологічних розладів**: певні імунні захворювання можуть мати легеневі наслідки, як у випадку саркоїдозу.
- Роль медичної сестри з алергології та імунології:
    - **Інтерпретація тестів легеневої функції**: медсестри часто беруть участь у проведенні таких тестів, як спірометрія, і тому повинні тісно співпрацювати з пульмонологами.

- **Інформування пацієнтів**: Пацієнти повинні бути поінформовані про зв'язок між їхніми респіраторними симптомами та можливими алергіями або імунним дисбалансом.
- Співпраця в діагностиці :
    - **Обмін інформацією**: Алергологи та імунологи можуть надати цінну інформацію про алергічний анамнез пацієнта, що допоможе пульмонологам визначити потенційну етіологію захворювання.
    - **Захворювання легенів імунного походження**: лікування таких захворювань, як інтерстиціальна пневмонія, пов'язана з аутоімунним захворюванням, вимагає знань як в галузі пневмології, так і в галузі імунології.
- Спільна обробка :
    - **Інгаляційна та системна терапія**: такі захворювання, як астма, можуть вимагати поєднання інгаляційного та системного лікування.
    - **Моніторинг побічних ефектів**: деякі імуномодулюючі препарати, що застосовуються при захворюваннях легень, можуть потребувати імунологічного моніторингу.
- Тематичні дослідження та огляди :
    - **Міждисциплінарні зустрічі**: складні випадки можуть виграти від спільних обговорень для розробки найкращих стратегій управління.
    - **Обмін останніми дослідженнями**: досягнення в одній галузі можуть безпосередньо впливати на практику в іншій.

- Навчання та обізнаність:
    - **Спільні навчальні програми**: Семінари або воркшопи можуть бути організовані для посилення взаємозбагачення знань між пульмонологією та алергологією-імунологією.
    - **Підвищення обізнаності громадськості**: інформування громадськості про взаємозв'язок між алергією, імунологією та захворюваннями легень.
- Перспективи на майбутнє:
    - Спільні дослідження: спільні дослідження можуть призвести до створення нових методів діагностики або лікування респіраторних захворювань, пов'язаних з алергією або імунними розладами.
    - **Інноваційні методи лікування**: Майбутні методи лікування можуть отримати користь від об'єднаного досвіду пульмонологів, алергологів та імунологів.

Симбіоз між респірологією, алергологією та імунологією є фундаментальним для оптимального догляду за пацієнтами. Медична сестра на перетині цих спеціальностей є важливою ланкою, яка полегшує комунікацію та координацію допомоги між різними медичними працівниками.

Робота з гастроентерологією при харчовій алергії

Харчова алергія - це область, де тісно перетинаються алергологія та гастроентерологія. Симптоми харчової алергії можуть проявлятися як у травній системі, так і на інших рівнях організму. Тому співпраця між алергологами, імунологами та гастроентерологами є дуже важливою для комплексного лікування пацієнтів.

- Передумови харчової алергії :
    - **Симптоми**: Симптоми харчової алергії можуть бути різноманітними, від простого свербіння в роті до проблем з травленням і навіть анафілактичного шоку.
    - **Частота**: Зі збільшенням випадків харчової алергії потреба в мультидисциплінарному підході стала більш нагальною.
- Діагностика суглобів :
    - **Детальний** анамнез: медсестра відіграє вирішальну роль у зборі точної інформації про харчові звички пацієнта та пов'язані з ними симптоми.
    - **Алергічні тести**: проводяться алергологом для визначення специфічних алергенів.
    - **Гастроентерологічні обстеження**: проводяться гастроентерологом для виявлення та оцінки будь-яких пошкоджень або запалень травної системи.
- Стратегії спільної обробки :
    - **Уникнення**: Уникнення відповідного алергену часто є першим кроком у лікуванні.
    - **Ліки**: Антигістамінні препарати, кортикоїди або інші засоби для лікування симптомів. У разі тяжких розладів травлення може знадобитися специфічне гастроентерологічне лікування.
    - **Терапевтичне навчання**: Пацієнти повинні навчитися розпізнавати та уникати потенційно небезпечних продуктів, а також діяти в екстрених ситуаціях.

- Міждисциплінарні підходи :
    - **Спільні кейс-стаді**: Обговорення складних кейсів між фахівцями для розробки оптимальних стратегій управління.
    - **Науково-дослідницька робота**: Співпраця у клінічних дослідженнях або дослідженнях для кращого розуміння механізмів харчової алергії та розробки нових методів лікування.
- Важливість спілкування :
    - **Обмін інформацією**: Забезпечити безперебійну комунікацію між алергологами, гастроентерологами та медсестрами, щоб гарантувати, що всі проблеми пацієнтів будуть вирішені.
    - **Координація догляду**: Як координатор догляду, медсестра гарантує, що пацієнт отримує комплексний догляд.
- Безперервна освіта :
    - **Спільна освіта**: Тренінги та семінари для фахівців можуть допомогти їм краще зрозуміти складність харчової алергії та її шлунково-кишкових проявів.
    - **Оновлення знань**: З розвитком досліджень підходи до лікування змінюються.
- Перспективи на майбутнє:
    - **Інноваційні методи лікування**: З розвитком досліджень можуть з'явитися нові методи лікування харчової алергії, які потребуватимуть тісної співпраці між спеціалістами для їх впровадження.

Зв'язок між алергологією та гастроентерологією в контексті харчової алергії є незаперечним. Медичні сестри, з їхньою центральною роллю в координації та комунікації, мають важливе значення для забезпечення ефективної та всебічної допомоги пацієнтам, які страждають на ці алергії.

Алергологія та імунологія у педіатричних закладах

Догляд за дітьми з алергічними та імунологічними розладами пов'язаний зі специфічними викликами та нюансами. Діти - це не просто "маленькі дорослі"; їхня імунна система все ще розвивається, їхні харчові звички відрізняються, а навколишнє середовище (особливо школа) накладає особливі обмеження.

- Педіатричні особливості :
    - **Імунна система, що розвивається**: У дітей імунна система все ще дозріває, що іноді ускладнює діагностику та лікування.
    - **Різні клінічні прояви**: Симптоми алергії та імунних розладів можуть відрізнятися залежно від віку пацієнта.
- Поширені алергії у дітей :
    - **Харчова алергія**: алергія на молоко, яйця, арахіс та інші.
    - **Респіраторні алергії**: астма, алергічний риніт, пов'язані, зокрема, з кліщами домашнього пилу або пилком.
    - **Атопічна екзема:** поширене захворювання шкіри у дітей раннього віку.
- Тести та діагностика, специфічні для педіатрії:
    - **Адаптація шкірних тестів**: враховуйте чутливість дитячої шкіри.
    - **Інтерпретація аналізів крові**: нормальні значення можуть відрізнятися залежно від віку.

- Терапевтичні підходи:
    - **Лікарські засоби**: Адаптація дозувань з урахуванням дитячих форм.
    - **Імунотерапія**: визначення відповідного віку для початку, ретельний моніторинг побічних ефектів.
    - **Терапевтична освіта**: адаптація інформації до віку дитини, залучення сім'ї.
- Психосоціальні виклики :
    - **Адаптація до школи**: співпраця зі школами для забезпечення безпеки дітей (харчова алергія, астма).
    - **Психологічна підтримка**: допомога дітям у подоланні страху, тривоги та стигми, пов'язаних з їхнім захворюванням.
- Робота з сім'єю:
    - **Освіта для батьків**: Надання ресурсів і тренінгів, які допоможуть батькам щоденно контролювати стан своєї дитини.
    - **План дій на випадок надзвичайної ситуації**: Переконайтеся, що батьки, опікуни та вчителі добре поінформовані та оснащені.
- Перехід до догляду за дорослими:
    - **Підготовка та навчання**: Підготовка підлітків до самостійного управління своїм станом.
    - **Координація зі службами для дорослих**: Забезпечення плавного переходу до іншого спеціаліста, коли дитина досягає повноліття.
- Дослідження та майбутнє :
    - **Педіатричні дослідження**: Наголосіть на важливості досліджень, що стосуються дитячої популяції.
    - **Нові методи лікування та підходи**: моніторинг прогресу в дослідженнях, щоб

запропонувати дітям найкращі варіанти лікування.

Дитяча алергологія та імунологія вимагають глибокого розуміння специфічних особливостей дітей і тісної співпраці з їхнім сімейним та шкільним оточенням. Медична сестра відіграє вирішальну роль у наданні такої допомоги, виступаючи в ролі сполучної ланки між лікарями, батьками, педагогами і, звичайно, самими маленькими пацієнтами.

Розділ 15

ХАРЧОВІ АСПЕКТИ В АЛЕРГОЛОГІЇ

Вплив харчування на імунну систему

Харчування відіграє важливу роль у підтримці здоров'я та добробуту. Воно впливає на багато аспектів фізіології людини, в тому числі на імунну систему. Повноцінне харчування може зміцнити природні захисні сили організму, тоді як недоїдання може їх послабити, роблячи людину більш вразливою до інфекцій та інших недуг.

- Фундаментальні принципи харчування :
  - **Макроелементи**: Білки, жири, вуглеводи - їх роль і значення.
  - **Мікроелементи** : Вітаміни та мінерали, необхідні для оптимального функціонування імунної системи.
- Імунітет та харчування:
  - **Підтримка вродженого імунітету**: як харчування впливає на фізичні бар'єри, такі як шкіра та слизові оболонки.
  - **Підтримка адаптивного імунітету**: роль поживних речовин у проліферації та функціонуванні Т- і В-клітин.
- Ключові вітаміни та мінерали для імунітету:
  - **Вітамін С**: важливість для здоров'я імунних клітин, дієтичні джерела та рекомендації.
  - **Вітамін D**: роль у модулюванні вродженого та адаптивного імунітету, джерела та рекомендації.
  - **Цинк**: підтримка функції імунних клітин, ознаки дефіциту та харчові джерела.
  - **Селен, залізо, мідь**: Їх роль в імунітеті та як включити в раціон.

- Корисні продукти та сполуки :
    - **Пробіотики та пребіотики**: їх роль у підтримці здоров'я кишечника та імунітету.
    - **Антиоксиданти**: Як вони захищають клітини від окислювального пошкодження.
    - **Протизапальні продукти**: переваги омега-3, куркуми та інших сполук.
- Недоїдання та імунітет :
    - **Наслідки недоїдання**: як недостатнє споживання поживних речовин послаблює імунну систему.
    - **Групи ризику**: діти, люди похилого віку, люди з хронічними захворюваннями.
- Специфічні дієти та імунітет :
    - **Середземноморська, вегетаріанська, кетогенна дієта**: переваги та застереження для імунного здоров'я.
- Взаємодія лікарських засобів та харчування:
    - **Імуносупресивні препарати**: як вони можуть впливати на потреби в харчуванні.
    - **Взаємодія ліків та їжі**: На що слід звернути увагу і чого уникати.

- Практичні поради для зміцнення імунної системи :
    - **Планування харчування**: включайте в раціон продукти, багаті на поживні речовини, щоб підтримати імунітет.
    - **Добавки** : Коли вони потрібні? Запобіжні заходи.

Розуміння взаємозв'язку між харчуванням та імунітетом має вирішальне значення для кожного, хто працює в медичній сфері. Збалансоване, багате на поживні речовини харчування є одним із ключів до підтримання міцної імунної системи, допомагає запобігти захворюванню та сприяє швидкому одужанню, якщо воно все ж таки сталося. Для медсестер з алергології та імунології ці знання можуть бути особливо важливими при наданні терапевтичної освіти пацієнтам.

Дієта для алергіків

Харчова алергія - це несприятлива реакція імунної системи на харчовий продукт або його компонент, зазвичай білок. Дотримання дієти пацієнтами з алергією має фундаментальне значення для запобігання реакцій, забезпечення адекватного росту і розвитку та підтримання задовільної якості життя. Для медсестер-алергологів базові знання з дієтології можуть бути безцінними в навчанні та підтримці пацієнтів.

- Розуміння поширених харчових алергенів:
    - **"Велика вісімка"**: Вісім основних алергенів, які викликають більшість алергічних реакцій: молоко, яйця, арахіс, горіхи, соя, пшениця, риба та молюски.
    - **Інші алергени**: кунжут, гірчиця, сульфіти та інші.
- Діагностика харчової алергії:
    - **Загальні симптоми**: Кропив'янка, набряк, шлунково-кишкові розлади, анафілаксія.
    - **Діагностичні дослідження**: шкірні тести, аналізи крові, дієта для уникнення.
- Дієтичні поради для уникнення алергенів:
    - **Читайте етикетки**: визначайте потенційно алергенні інгредієнти.
    - **Приготування їжі**: Уникайте перехресного забруднення в домашніх умовах.
    - **Харчування поза домом**: питання до ресторану, остерігайтеся шведських столів.

- Харчові замінники поширених алергенів:
    - **Замінники** молока: Молоко на рослинній основі, безлактозні продукти.
    - **Замінники яєць**: яблучний соус, шовковистий тофу, комерційні суміші.
    - **Замінники глютену**: безглютенове борошно, ксантан і гуарова камедь.
- Управління харчуванням при множинній алергії:
    - **Планування харчування**: забезпечення збалансованого споживання поживних речовин, незважаючи на обмеження.
    - **Добавки**: коли вони потрібні? Вітаміни, мінерали.
- Емоційна та психологічна підтримка:
    - **Життя з обмеженнями**: прийняття, стійкість, пошук підтримки.
    - Підтримка дітей та їхніх родин: майстер-класи, групи підтримки, навчання.
- Підвищення обізнаності та освіта:
    - **Підвищення обізнаності в громаді**: сім'ї, школі, на робочому місці.
    - **Навчання про анафілаксію**: розпізнавання симптомів, використання епінефрину, план дій в екстрених ситуаціях.
- Сучасні тенденції та досягнення в харчовій алергології:
    - **Нові методи лікування**: Оральна імунотерапія, експозиційні пластирі.
    - **Дослідження та надії на майбутнє**: на шляху до кращого розуміння та ефективнішого лікування.
- Ресурси та посилання для пацієнтів:
    - **Організації підтримки**: Асоціації харчової алергії.
    - **Онлайн-додатки та інструменти**: допомога в управлінні алергією та освіті.

Медсестри з алергології та імунології відіграють важливу роль в інформуванні пацієнтів про дієту при алергії. Допомога пацієнтам у розумінні їхніх алергій, уникненні алергенів та управлінні їхніми реакціями, а також у забезпеченні адекватного харчування, має важливе значення для їхнього загального благополуччя.

Прикорм та імунотерапія

Взаємодія між харчуванням, харчовими добавками та імунною системою є захоплюючою сферою досліджень. У той же час імунотерапія, яка змінює імунну відповідь для лікування або профілактики захворювань, робить революцію в лікуванні алергії та інших станів. Тому медичні сестри з алергології та імунології повинні бути обізнані з перетинами між цими двома галузями.

- Вплив харчування на імунітет:
    - **Роль поживних речовин**: як вітаміни, мінерали та інші поживні речовини впливають на імунну функцію.
    - **Дефіцит поживних речовин**: як він може послабити імунну систему та підвищити сприйнятливість до хвороб.
- Добавки для підтримки імунітету:
    - **Вітамін С і цинк**: їх роль у зміцненні імунного бар'єру.
    - **Пробіотики**: як вони можуть модулювати імунну відповідь та їх потенційне застосування при алергії.
    - **Омега-3**: природні протизапальні засоби та їх вплив на аутоімунні та алергічні стани.
    - **Вибір та безпека**: як вибрати добавку та які заходи безпеки слід вжити.

- Імунотерапія алергенами:
    - **Основний принцип**: поступово піддавати пацієнта впливу алергену, щоб викликати толерантність.
    - **Види імунотерапії**: сублінгвальна, підшкірна, експозиційні пластирі.
    - **Відбір пацієнтів**: хто може отримати користь від імунотерапії?
- Управління побічними ефектами та реакціями:
    - **Поширені побічні ефекти**: Свербіж, набряк, більш тяжкі реакції.
    - **Моніторинг та втручання**: Вирішальна роль медсестри у виявленні та управлінні реакціями.
- Майбутнє імунотерапії:
    - **Нові цілі**: окрім поширених алергенів, лікування важких форм харчової алергії.
    - **Персоналізовані підходи**: адаптація лікування на основі генетичних та екологічних факторів.
- Добавка під час імунотерапії:
    - **Потенційні взаємодії**: як певні добавки можуть впливати на ефективність імунотерапії.
    - **Підтримка імунної системи**: добавки, які можуть посилити переваги імунотерапії.
- Освітня роль медсестри:
    - Інформування пацієнтів: інформувати пацієнтів про імунотерапію, її переваги та ризики, а також про важливість адекватного доповнення.
    - **Підвищення обізнаності громадськості**: сприяння кращому розумінню імунотерапії та харчування як інструментів у лікуванні алергії.

Поєднання відповідних добавок та імунотерапії може запропонувати цілісний підхід до лікування алергії та інших імунних захворювань. Медичні сестри з алергології та імунології допомагають пацієнтам орієнтуватися в цих методах лікування, надаючи інформацію, підтримку та спеціалізовану допомогу.

Вплив сучасних дієт на алергію

Харчові звички та тенденції зазнали багато змін протягом десятиліть. Ці зміни, у поєднанні з іншими факторами, можуть впливати на частоту та тяжкість алергії. Розуміння цього взаємозв'язку має вирішальне значення для медсестер-алергологів та імунологів, оскільки воно дає уявлення про профілактику та лікування харчової алергії.

- Еволюція дієт:
    - **Сучасне індустріальне харчування**: збільшення споживання перероблених продуктів, добавок, консервантів і хімікатів.
    - **Модні дієти**: від безглютенової до веганської, через палео-дієту та кетогенну дієту.
- Харчові добавки та алергія:
    - **Барвники та консерванти**: їх потенційна роль у сенсибілізації та алергічній реактивності.
    - **Емульгатори та стабілізатори**: Як вони можуть впливати на кишковий бар'єр і потенційно сприяти виникненню алергічних реакцій.
- Надмірна гігієна та кишкова мікробіота:
    - **Теорія гігієни**: як життя в надто чистому середовищі може сприяти збільшенню кількості алергій.

- **Вплив дієти на мікробіоту**: як продукти, які ми вживаємо, впливають на кишкові бактерії і, як наслідок, на нашу імунну відповідь.
- Алергія та елімінаційні дієти:
    - **Безглютенова дієта**: вплив на здоров'я кишечника та чутливість до пшениці.
    - **Безмолочні дієти**: їх вплив на толерантність до лактози та алергію на молочний білок.
- Дефіцит поживних речовин та алергічна чутливість:
    - **Вітамін D**: Його потенційна роль у модулюванні імунної відповіді.
    - **Омега-3**: як зменшення споживання омега-3 жирних кислот у сучасному раціоні може сприяти виникненню алергічних реакцій.
- Освітня роль медсестри:
    - **Дієтичні поради для алергіків**: навчання важливості читання етикеток, розпізнавання прихованих алергенів і розуміння наслідків вибору продуктів харчування.
    - **Сприяння збалансованому харчуванню**: заохочуйте дієту, багату на фрукти, овочі, цільні зерна та різноманітні джерела білка, щоб зміцнити імунну систему.
- Рекомендації для пацієнтів:
    - **Тести на харчову алергію**: коли і як їх робити, а також їх інтерпретація.
    - **Адаптація дієти**: як уникнути алергенів, забезпечуючи при цьому збалансоване, поживне харчування.

Зрештою, дієта відіграє вирішальну роль у загальному стані здоров'я та імунній функції. Медичні сестри з алергології та імунології мають унікальну можливість навчати і направляти пацієнтів через складнощі сучасних дієт та їх потенційний вплив на алергію.

Розділ 16

АЛЬТЕРНАТИВНІ ПІДХОДИ ТА ВЗАЄМОДОПОВНЮЮЧИМИ

Народна медицина в умовах алергії та імунодефіциту

Підхід традиційної медицини до алергії та імунодефіциту - це багата і різноманітна суміш досвіду, вірувань і терапевтичних методів, що розвивалися протягом століть. Від традиційної китайської медицини до індійської аюрведи, ці системи пропонують взаємодоповнюючі перспективи, іноді використовувані в тандемі з сучасною медициною.

- Витоки та філософії:
    - **Традиційна китайська медицина (ТКМ)**: Заснована на концепції балансу між Інь і Ян та циркуляції Ци (життєвої енергії).
    - **Аюрведа**: давньоіндійська медична система, заснована на балансуванні трьох дош: вата, пітта і капха.
    - **Традиційна африканська медицина**: значення предків, духів і лікарських трав.
    - **Західна фітотерапія**: використання лікарських рослин на основі досвіду і традицій.
- Діагностичні підходи:
    - **Пульс і язик в ТКМ**: як пальпація пульсу і огляд язика можуть вказувати на енергетичний дисбаланс.
    - **Діагностика шляхом спостереження в аюрведі**: вивчіть шкіру, очі, нігті та інші фізичні ознаки, щоб визначити домінуючу дошу і дисбаланс.
- Традиційні методи лікування алергії:
    - **Голковколювання та моксибустінг**: Використання тонких голок і тепла для

відновлення балансу ци та лікування алергічних симптомів.
- **Трави та засоби:** Як кверцетин, куркума та інші лікарські рослини з протизапальними та антигістамінними властивостями.
- **Дихальні техніки і медитація:** допомагають розслабитися і зняти стрес, часто використовуються в аюрведі.
- **Масаж і тілесні терапії:** для стимуляції кровообігу і полегшення детоксикації.

- Лікування імунодефіцитів:
  - **Тоніки та адаптогени:** Трави, такі як женьшень, ашвагандха або корінь астрагалу для підвищення імунітету.
  - **Традиційна дієтологія:** продукти, рекомендовані для зміцнення імунної системи, такі як курячий суп, кістковий бульйон або ферментовані продукти.
  - **Духовні практики та ритуали:** Молитви, медитації або ритуали для збалансування душі та тіла.
- Межі та взаємодії:
  - **Взаємодія з лікарськими препаратами:** важливо знати про потенційну взаємодію між традиційними засобами та сучасними ліками.
  - **Дослідження та докази:** Хоча деякі традиційні методи підтверджуються сучасними дослідженнями, інші потребують подальшого вивчення.
- Медсестра з алергології та імунології і народної медицини:
  - **Відкрите спілкування:** заохочення пацієнтів ділитися традиційними засобами, які вони використовують.

- **Безперервна освіта**: бути в курсі останніх досліджень традиційних методів лікування та їхньої ефективності.

Використовуючи багатство традиційної медицини, поважаючи принципи сучасної медицини, медсестри з алергології та імунології можуть запропонувати цілісний, орієнтований на пацієнта догляд, спрямований як на фізичні, так і на емоційні потреби.

Гомеопатія та алергологія

Гомеопатія, галузь альтернативної медицини, що виникла у 18 столітті, базується на принципі "similia similibus curentur" або "подібне лікується подібним". В алергії цей підхід представляє певний інтерес, оскільки алергічні симптоми часто є результатом реакції організму на речовини, які у вищих концентраціях можуть викликати подібні симптоми у здорової людини.

- Основи гомеопатії:
  - **Закон подібних**: філософська основа, що лежить в основі принципу, згідно з яким речовини, які викликають симптоми у здорової людини, можуть у нескінченно малих дозах вилікувати подібні симптоми у хворої людини.
  - **Розведення та динамізація**: Унікальний процес приготування гомеопатичних ліків, при якому вихідну речовину послідовно розводять і енергійно струшують або "динамізують".
- Гомеопатія в лікуванні алергії:
  - **Allium cepa**: часто використовується для лікування симптомів сінної лихоманки,

схожих на ті, що викликані впливом цибулі, наприклад, сльозотеча.
- **Apis mellifica: При** алергічних реакціях, що нагадують укуси бджіл, з набряком і свербінням.
- **Евпразія:** При алергічних симптомах очей, схильних до алергії.

- Дослідження та ефективність:
    - **Сучасні дослідження**: Хоча деякі дослідження припускають, що гомеопатія може бути ефективною при певних алергічних станах, методологія та результати часто залишаються суперечливими.
    - **Плацебо і ефект гомеопатії**: Обговорення частого аргументу, що ефект гомеопатії може бути переважно плацебо.
- Медсестри і гомеопатія:
    - **Слухання і відкритість**: дуже важливо вислухати пацієнтів, які вирішили дотримуватися гомеопатичного лікування, і проінформувати їх про переваги та обмеження.
    - **Взаємодія та інтеграція**: Переконайтеся, що гомеопатичне лікування не суперечить іншим видам медикаментозного лікування.
- Поточна критика та дискусії:
    - **Науковий скептицизм**: багато експертів вважають, що гомеопатія не виходить за рамки ефекту плацебо через високе розведення ліків.
    - **Захисники гомеопатії**: вони стверджують, що механізми дії гомеопатії ще не до кінця вивчені, але вона приносить реальну користь багатьом пацієнтам.
- Висновки та майбутнє гомеопатії в алергії:
    - Зміна сприйняття та прийняття гомеопатії.

- Необхідні більш надійні та систематичні дослідження, щоб пролити світло на його роль у лікуванні алергії.

Гомеопатія в алергології - це складна галузь, яка поєднує традиції, філософію та науку. Дуже важливо, щоб медсестри з алергології та імунології були добре поінформовані та відкриті до цього підходу, щоб пропонувати інтегративну, орієнтовану на пацієнта допомогу.

Натуропатичні підходи та харчування

Натуропатія, традиційна, холістична медицина, пропонує додаткові інструменти для профілактики та лікування алергії та імунних розладів. Вона розглядає пацієнта як єдине ціле, інтегруючи фізичні, психічні та екологічні аспекти. Акцент робиться на природних підходах, зокрема харчових, для зміцнення імунної системи та лікування дисбалансу.

- Основи натуропатії:
    - **Основні принципи**: Філософія натуропатії спрямована на стимулювання здатності організму до самовідновлення з акцентом на профілактику.
    - **Шість стовпів**: спосіб життя, дієта, психологія, гідрологія, фітологія та ручні техніки.
- Харчування та алергія:
    - **Роль їжі**: розуміння того, як те, що ми їмо, може впливати на нашу імунну систему та алергічні реакції.
    - **Протизапальні продукти**: переваги омега-3, антиоксидантів та інших ключових

поживних речовин у зменшенні алергічних реакцій.
- Керування алергією через харчування:
  - **Елімінація та ротація**: Методи виявлення та лікування харчової алергії.
  - **Пробіотики та здоров'я кишечника**: важливість здорового мікробіому в модуляції імунної відповіді.
- Рослини та добавки в алергології:
  - **Кверцетин, кропива та інші**: Їх потенційна роль у зменшенні алергічних симптомів.
  - **Вітамін С та біофлавоноїди**: як вони можуть підтримувати імунну функцію та модулювати алергічну реакцію.
- Медсестри та натуропатичні підходи:
  - **Інформація та консультації**: допомагаємо пацієнтам орієнтуватися у величезному світі природних засобів.
  - **Взаємодія та інтеграція**: забезпечення узгодженого та безпечного підходу між традиційними та натуропатичними методами лікування.
- Виклики та критика:
  - **Відсутність надійних досліджень**: Необхідність більш глибоких досліджень ефективності натуропатичних втручань.
  - **Потенційні ризики**: Хоча деякі засоби є натуральними, вони можуть мати ризик взаємодії або побічних ефектів.
- Висновки та перспективи на майбутнє:
  - **Зростаюча інтеграція**: Зі зростанням попиту на інтегративну медицину в алергології та імунології може відбутися більша інтеграція натуропатичних підходів.
  - **Безперервна освіта для медичних працівників**: необхідність навчання для

розуміння, консультування та інтеграції цих підходів у клінічну практику.

Світ натуропатії пропонує цілий ряд інструментів, які можуть доповнити традиційні методи лікування алергії та імунології. Медичні сестри можуть відігравати ключову роль в інформуванні, спрямуванні та підтримці своїх пацієнтів, коли вони вивчають ці додаткові методи.

Ефективність, ризики та рекомендації

Медична практика постійно розвивається з появою нових даних, методів лікування та технологій. В алергології та імунології лікування повинно ґрунтуватися на надійних наукових доказах. Однак зростаючий попит на інтегративні та комплементарні підходи вимагає ретельної оцінки їх ефективності та безпеки.

- Оцінка ефективності:
    - **Важливість клінічних випробувань**: як вони забезпечують надійну основу для оцінки ефективності лікування.
    - **Мета-аналізи та систематичні огляди**: важливість об'єднання даних для отримання більш надійних висновків.
- Ризики, пов'язані з лікуванням:
    - **Поширені побічні ефекти**: Виявлення та лікування побічних реакцій в алергології та імунології.
    - **Лікарські взаємодії**: Необхідність моніторингу взаємодій, особливо при введенні додаткової терапії.

- Клінічні рекомендації, засновані на доказах:
    - **Настанови**: як складаються клінічні рекомендації та їх значення в повсякденній практиці.
    - **Важливість постійного оновлення**: Переконайтеся, що рекомендації відображають найновіші відкриття та стандарти досконалості.
- Комплементарний та інтегративний підходи:
    - **Ефективність та безпека**: оцінка альтернативних методів лікування, таких як натуропатія, гомеопатія та інші.
    - **Інтеграція в клінічну практику**: як і коли безпечно впроваджувати ці методи.
- Погляд пацієнта:
    - **Автономія пацієнта та інформована згода**: інформуйте пацієнта про переваги та ризики, пов'язані з кожним видом лікування.
    - **Розуміння вподобань та переконань пацієнта**: роль культурних та особистих переконань у виборі лікування.
- Навчання та навички для медичних працівників:
    - **Постійне оновлення знань**: важливість постійного навчання, щоб залишатися на передовій досягнень в алергології та імунології.
    - **Комунікативні навички**: як ефективно обговорювати з пацієнтами варіанти лікування, ризики та переваги.
- Висновки та перспективи на майбутнє:
    - **Майбутнє алергології та імунології**: потенційний вплив нових відкриттів і технологій на ефективність і безпеку лікування.
    - **Етика та доброчесність на практиці**: забезпечення того, щоб лікування завжди

ґрунтувалося на достовірних доказах, поважаючи при цьому побажання та права пацієнтів.

Баланс між ефективністю та ризиком лежить в основі медичної практики. В алергології та імунології важливо, щоб медичні сестри були добре поінформовані не тільки про традиційні методи лікування, але й про додаткові підходи, щоб надавати комплексну, засновану на доказах допомогу своїм пацієнтам.

Розділ 17

ЕКОЛОГІЧНІ ПИТАННЯ ТА АЛЕРГОЛОГІЇ

Вплив забруднення про збільшення кількості алергій

Зростання кількості алергічних захворювань у всьому світі викликає дедалі більше занепокоєння у медичних працівників і суспільства в цілому. Однією з основних теорій, що стоять за цим сплеском, є вплив забруднення на респіраторне та імунологічне здоров'я. Розуміння цього впливу не тільки допомагає підвищити обізнаність про серйозність проблеми, але й розробити більш ефективні профілактичні та терапевтичні стратегії.

- Вступ:
    - **Поточна статистика**: Кількість випадків алергії зростає протягом десятиліть.
    - **Зв'язок між урбанізацією, індустріалізацією та алергією**: глобальний огляд проблеми.
- Забруднювачі повітря та їх джерела:
    - **Первинні та вторинні забруднювачі**: розуміння різниці та звідки вони беруться.
    - **Промислові викиди, транспорт і сільське господарство**: як ці сектори впливають на забруднення повітря?
- Глибинні біологічні механізми:
    - **Запальні реакції**: як забруднювачі можуть викликати або посилювати алергічні реакції.
    - **Зміни алергенів**: чи може забруднення зробити певні алергени більш реактивними або вірулентними?
- Респіраторна алергія:
    - **Астма**: вплив забруднення на поширеність і тяжкість астми.

- **Алергічний риніт**: кореляція між забрудненням та симптомами сінної лихоманки.
- Шкірні та очні алергії:
    - **Екзема та кропив'янка**: як забруднення впливає на ці стани?
    - **Алергічний кон'юнктивіт**: вплив забруднювачів на очі.
- Довгострокові наслідки:
    - **Підвищена чутливість**: чи може повторний вплив підвищити чутливість до певних алергенів?
    - **Супутні ускладнення**: Вплив на інші респіраторні або системні захворювання.
- Профілактичні та терапевтичні стратегії:
    - **Уникнення та зменшення впливу**: практичні поради щодо обмеження впливу забруднення.
    - **Медикаментозне лікування**: адаптуйте лікування відповідно до рівня забруднення.
- Державна політика та здоров'я довкілля:
    - **Регулювання якості повітря**: роль урядів в обмеженні забруднення.
    - **Підвищення обізнаності громадськості**: інформування суспільства про пов'язані з цим ризики та заохочення більш дружньої до довкілля поведінки.
- Висновок:
    - **Необхідність колективних дій**: Перед обличчям зростаючої загрози важливо об'єднати зусилля для боротьби із забрудненням та його впливом на здоров'я.
    - Майбутнє алергології в мінливому світі: роздуми про виклики та можливості.

Забруднення повітря - це тиха загроза, яка має великий вплив на поширеність і тяжкість алергії. Для медичних сестер з алергології та імунології важливо знати про цей взаємозв'язок, розуміти його механізми і вживати як клінічних, так і профілактичних заходів.

Сезонна алергія та зміни клімату

Зміна клімату, зі змінами температури та погодних умов, має прямі наслідки для здоров'я людини. Особливе занепокоєння викликає вплив на сезонні алергії. Періоди цвітіння подовжуються, концентрація пилку зростає, і регіони, традиційно вільні від певних алергенів, починають демонструвати їх ознаки. Алергологи та імунологи перебувають на передовій у розумінні та лікуванні цих нових реалій.

- Вступ:
    - **Визначення сезонної алергії**: нагадування про те, що вона включає в себе.
    - **Зміна клімату**: як змінюється наша планета і чому це важливо.
- Вплив температури на алергени:
    - **Довші сезони пилку**: як глобальне потепління подовжує період цвітіння алергенних рослин.
    - **Підвищена концентрація пилку**: більше CO_2, більше пилку.
- Міграція алергенів:
    - **Нові території**: алергенні рослини з'являються на територіях, які раніше не були уражені алергенами.
    - **Алергени на висоті**: гори більше не є притулком.
- Вплив на здоров'я населення:
    - **Зростання поширеності**: більше людей страждають на алергію, ніж будь-коли раніше.

- **Погіршення симптомів**: реакції можуть бути більш інтенсивними.
- Зміни в моделях впливу:
  - **Множинна експозиція**: співіснування різних алергенів протягом одного сезону.
  - **Екстремальні погодні умови**: як пилкові бурі та інші явища впливають на пацієнтів.
- Стратегії адаптації для медичних працівників:
  - **Оновлення протоколів**: адаптація тестів і лікування до нових алергенів.
  - **Терапевтична освіта пацієнтів**: інформування пацієнтів про нові ризики та способи управління ними.
- Профілактика та моніторинг:
  - **Моніторинг пилку**: Використання технологій для прогнозування та надання інформації про концентрацію пилку.
  - **Поради пацієнтам**: Як уникнути впливу під час піку пилку.
- Дослідження та інновації:
  - **Епідеміологічні дослідження**: моніторинг тенденцій розвитку алергії в глобальному масштабі.
  - **Розробка таргетованих методів лікування**: Важливість досліджень для адаптації до нових викликів.
- Висновок:
  - **Заклик до дії**: необхідність спільних дій медичних працівників, урядів та громадянського суспільства.
  - **Майбутнє сезонної алергії**: прогнози та підготовка до найближчих десятиліть.

На тлі зміни клімату алергологія та імунологія повинні швидко розвиватися, щоб задовольнити мінливі потреби пацієнтів. Медичні сестри, як ключова контактна особа для багатьох пацієнтів, відіграють вирішальну роль, допомагаючи їм орієнтуватися в цій мінливій реальності.

Житлові та побутові алергени

Дім, місце відпочинку та безпеки, парадоксальним чином може стати джерелом впливу численних алергенів. Від кліщів домашнього пилу до плісняви та шерсті домашніх тварин - оселя сповнена пасток для алергіків. Для фахівців з алергології та імунології важливо розуміти домашнє середовище своїх пацієнтів і консультувати їх щодо того, як мінімізувати ризики.

- Вступ:
    - **Значення дому для здоров'я**: як домашнє середовище впливає на здоров'я.
    - **Визначення побутових алергенів**: презентація основних винуватців.
- Кліщі:
    - **Біологія та улюблені місця проживання**: де і чому вони процвітають.
    - Супутні симптоми та діагнози.
    - **Стратегії профілактики та контролю**: від підстилки проти пилового кліща до відповідної гігрометрії.
- Шерсть і лупа тварин:
    - **Тварини, які зазвичай асоціюються**: собаки, коти, птахи тощо.
    - Розпізнавання та лікування алергії: тести та симптоми.
    - **Життя з домашніми тваринами**: поради щодо мінімізації впливу.
- Цвіль і грибки:
    - **Де їх можна знайти?** Вологі приміщення, підвали, ванні кімнати тощо.

- Супутні проблеми зі здоров'ям.
- **Профілактика та лікування вдома**: вентиляція, осушувачі повітря, засоби проти цвілі.
- Алергени на кухні:
  - **Комахи та шкідники**: Таргани та інші поширені комахи.
  - **Зберігання продуктів харчування**: Як уникнути зараження та пов'язаних з ним алергенів.
- Побутова хімія та алергія:
  - **Поширені подразнюючі сполуки**: Парфуми, миючі засоби, дезінфікуючі засоби.
  - **Обирайте та використовуйте безпечні продукти**: обирайте гіпоалергенні продукти, читайте етикетки.
- Кімнатні рослини та алергія:
  - Зазвичай алергенні рослини.
  - **Користь рослин для якості повітря**: як певні рослини можуть очищати повітря.
- Покращення житла для алергіків:
  - **Матеріали та меблі**: Обирайте неалергенні матеріали.
  - **Вентиляція та фільтрація повітря**: системи очищення, HEPA-фільтри.
- Загальні профілактичні заходи:
  - **Регулярне прибирання**: частота, інструменти та відповідні методи.
  - **Освіта пацієнтів**: Важливість інформації та обізнаності.
- Висновок:
- **Відповідне середовище для кожного**: Важливість здорової оселі для якості життя.
- **Роль медичного працівника**: супроводжувати, консультувати та навчати пацієнтів.

Контроль побутових алергенів є важливою частиною лікування алергії. Розуміючи, що відбувається вдома у пацієнта, і допомагаючи йому впроваджувати профілактичні заходи, медичні сестри можуть зробити значний внесок у покращення якості його життя.

Поради щодо здорового способу життя в алергенному середовищі

У світі, де алергени всюдисущі, жити здоровим і повноцінним життям для чутливих людей може здатися схожим на пересування по мінному полю. Однак, маючи правильні знання та проактивну позицію, цілком можливо жити повноцінним життям, ефективно керуючи своїми алергіями.
Ось посібник, який допоможе людям спокійно жити в середовищі, багатому на алергени.

- Поінформованість та освіта:
    - **Розуміння алергії**: важливість алергічних тестів і регулярних обстежень.
    - **Бути в курсі подій**: Будьте в курсі досліджень, нових методів лікування та сезонних прогнозів.
- Здоровий спосіб життя:
    - **Вибір правильного місця проживання**: шукайте район з меншою кількістю специфічних алергенів.
    - **Очищувачі повітря**: Інвестуйте в якісні системи для фільтрації алергенів.
    - **Регулярне обслуговування**: чистіть, пилососьте і провітрюйте, щоб зменшити присутність алергенів.
- Усвідомлене харчування:
    - **Читати етикетки**: Уникайте прихованих алергенів у перероблених продуктах.

- **Приготування в домашніх умовах**: перевірте інгредієнти та способи приготування.
- **Будьте пильні в ресторані**: Чітко повідомляйте персоналу про алергію.
- Поїздки та прогулянки:
  - **Попереднє дослідження**: перевірте наявність потенційних алергенів в обраному місці призначення.
  - **Аптечка**: Завжди беріть з собою ліки та засоби для надання невідкладної допомоги.
  - **Адаптоване житло**: шукайте готелі або житло, які врахують особливості алергії.
- Управління стресом:
  - **Зв'язок між стресом та алергічними симптомами**: розуміння того, як стрес може загострити алергію.
  - **Техніки релаксації**: медитація, йога, глибоке дихання для підтримки емоційної рівноваги.
- Активний, безпечний спосіб життя:
  - **Спорт і активний відпочинок**: обирайте час, коли рівень алергенів низький.
  - **Тренажерні зали та спортивні клуби**: Перевірте якість повітря та чистоту приміщень.
- Стосунки та соціальне життя:
  - **Відкрите спілкування**: розкажіть друзям і родичам про свою алергію.
  - **Участь у групах підтримки**: обмін досвідом та порадами з іншими алергіками.
- Кар'єра та робоче середовище:
  - **Обирайте здорове робоче місце**: уникайте замкнутих або запилених приміщень.

- **Адаптуйте свій простір**: очищувальні рослини, очищувачі повітря та регулярні перерви для провітрювання.
- Технології на допомогу:
    - **Додатки та гаджети**: використання технологічних інструментів для моніторингу та лікування алергії.
    - **Телемедицина**: консультації фахівців на відстані, особливо під час подорожей.

- Цвіте, незважаючи ні на що:
- **Святкуйте маленькі перемоги**: відзначайте моменти відсутності симптомів і досягнутий прогрес.
- **Позитивно налаштуйтеся**: зосередьтеся на можливостях, а не на обмеженнях.

Здоровий спосіб життя в алергенному середовищі цілком досяжний за допомогою добре продуманої стратегії. Вона передбачає поєднання підготовки, освіти та проактивного підходу до мінімізації ризиків і максимізації якості життя.

Розділ 18

ІНФОРМАЦІЙНІ ТЕХНОЛОГІЇ В ГАЛУЗІ АЛЕРГОЛОГІЇ ТА ІМУНОЛОГІЇ

Електронні медичні картки та їх корисність

Електронна медична картка (ЕМК) - це значна трансформація в охороні здоров'я, яка змінює спосіб доступу, зберігання та обміну інформацією про пацієнтів між фахівцями. Обговорюючи її переваги та виклики, цей розділ підкреслює важливість ЕМК у сучасній медичній практиці.

- Що таке EMR?
    - **Визначення**: ЕМК - це цифровий запис медичної інформації про пацієнта.
    - **Еволюція**: від паперу до цифри - розуміння того, як EMR народився з потреби підвищити ефективність і точність.
- Переваги EMR:
    - **Швидкий доступ**: дані можна отримати миттєво, що полегшує діагностику та лікування.
    - **Спрощений обмін**: медичні працівники можуть обмінюватися важливою інформацією, сприяючи мультидисциплінарній допомозі.
    - **Зменшення кількості помилок**: менше помилок через неправильно прочитаний почерк або втрачені файли.
    - **Оптимізоване управління**: моніторинг щеплень, нагадування про скринінгові тести та управління рецептами.
- EMP в алергології та імунології:
    - **Моніторинг алерготестів**: легко записуйте та порівнюйте результати шкірних або кров'яних тестів.

- **Управління лікуванням**: моніторинг імунотерапії, біологічних методів лікування та пов'язаних з ними побічних ефектів.
- Безпека та конфіденційність:
  - **Захист конфіденційних даних:** механізми безпеки для запобігання несанкціонованому доступу.
  - **Дотримання регуляторних стандартів**: забезпечення дотримання законодавства про захист персональних даних.
- Інтеграція з іншими системами:
  - **Взаємозв'язок**: зв'язок з лабораторіями, аптеками та іншими медичними установами.
  - **Телемедицина**: Сприяння дистанційним консультаціям шляхом надання даних в Інтернеті.
- Виклики та перешкоди:
  - **Початкові витрати**: інвестиції в обладнання, програмне забезпечення та навчання.
  - **Опір змінам**: Прийняття змін персоналом може потребувати певного періоду адаптації.
  - **Оновлення та обслуговування:** необхідність постійного технологічного моніторингу.
- Навчання та навички:
  - **Навчання використанню ЕМК**: Важливість навчання персоналу ефективному використанню системи.
  - **Оптимізація використання**: повне використання функціональності для покращення догляду.
- Майбутнє DME:
  - **Технологічні інновації**: штучний інтелект, машинне навчання та інші досягнення.

- **Стандартизація**: Гармонізація систем для більшої сумісності на національному та міжнародному рівнях.

Електронні медичні записи революціонізували спосіб надання медичної допомоги, пропонуючи швидкість, ефективність і точність. Для медсестер з алергології та імунології вони є безцінним інструментом, що дозволяє детально стежити за пацієнтами і гарантувати найкращу якість лікування.

Цифрові додатки та платформи для моніторингу пацієнтів

Поява технологій докорінно змінила медичний ландшафт, особливо в галузі алергології та імунології. Спеціалізовані додатки та цифрові платформи тепер пропонують безпрецедентні можливості для моніторингу пацієнтів, роблячи лікування більш доступним, персоналізованим та ефективним.

- Вступ до медичних застосувань:
  - **Визначення та цілі**: Зрозуміти, що таке медичний додаток і як він може полегшити моніторинг пацієнта.
  - **Еволюція та впровадження**: як додатки набули популярності та як вони інтегруються в повсякденну медичну практику?
- Додатки для моніторингу алергії:
  - **Щоденник алергії**: дозволяє пацієнтам записувати свої симптоми, тригери та прийняті ліки.
  - **Попередження про пилок**: інформуйте пацієнтів про рівень пилку в їхньому регіоні

та надайте поради, як мінімізувати його вплив.
- Телемедичні платформи:
  - **Віртуальні консультації**: Зустрітися з фахівцем, не виїжджаючи за межі міста, що особливо важливо для тих, хто живе у віддалених районах.
  - **Дистанційний моніторинг**: дозволяє лікарям відстежувати життєві показники та симптоми пацієнтів у режимі реального часу.
- Додатки для управління медикаментами:
  - **Нагадування про прийом ліків**: допомагає пацієнтам дотримуватися режиму прийому ліків.
  - **Інформація** про **препарат**: інформує пацієнтів про побічні ефекти, взаємодію та інші важливі деталі.
- Платформи для терапевтичної освіти:
  - **Відео та навчальні посібники**: тренінги з самоін'єкцій, розпізнавання ознак анафілаксії тощо.
  - **Освітні модулі**: дізнайтеся більше про алергію, імунологію та профілактику.
- Інтеграція з електронними медичними картками:
  - **Доступ до даних**: Пацієнти можуть ознайомитися з результатами своїх аналізів, рецептами та історією хвороби.
  - **Покращена комунікація**: полегшує спілкування між пацієнтами та медичними працівниками.
- Конфіденційність і безпека:
  - **Захист даних**: Розуміння протоколів безпеки, що діють для захисту конфіденційної інформації.

- **Інформована згода**: Забезпечення розуміння пацієнтами того, як використовуються їхні дані.
- Майбутні перспективи та інновації:
    - **Штучний інтелект і машинне навчання**: як ці технології можуть бути використані для покращення діагностики та лікування?
    - **Доповнена реальність і віртуальна реальність**: потенційне використання для навчання або для допомоги пацієнтам у розумінні їхнього стану.
- Поради щодо вибору правильної програми:
    - **Оцінка потреб**: вибір програми, адаптованої до конкретних потреб пацієнта або фахівця.
    - **Критика та рекомендації**: Використовуйте думки колег та користувачів, щоб оцінити актуальність програми.

Використання додатків і цифрових платформ в алергології та імунології має потенціал для трансформації способу надання медичної допомоги. Ці інструменти пропонують не лише зручність, але й розширюють можливості для персоналізації лікування, навчання та залучення пацієнтів до власного здоров'я. В епоху все більш оцифрованої медицини залишатися в авангарді цих інновацій має важливе значення для надання оптимальної медичної допомоги.

Телемедицина та дистанційна допомога

Телемедицина стала невід'ємною частиною сучасної медицини, пропонуючи безпрецедентну гнучкість і доступність медичної допомоги. У сфері алергології та імунології вона відкриває нові горизонти для оптимізації лікування, долаючи географічні та часові бар'єри.

- Розуміння телемедицини:
    - **Визначення**: Що таке телемедицина і чим вона відрізняється від традиційної медицини?
    - **Історія**: короткий огляд еволюції телемедицини та її зростаючого поширення.
- Переваги телемедицини:
    - **Доступність**: подолання географічних бар'єрів, надання можливості пацієнтам у віддалених районах отримати доступ до спеціалістів.
    - **Ефективність**: скоротіть час очікування, витрати на поїздки та оптимізуйте управління зустрічами.
- Конкретні застосування в алергології та імунології:
    - **Дистанційні консультації**: обговорення симптомів, лікування та спостереження за пацієнтами з алергією або ослабленим імунітетом.
    - **Терапевтична освіта**: використання цифрових платформ для інформування пацієнтів про їхній стан, профілактику та управління кризовими ситуаціями.
- Супутні технології:
    - **Платформи для відеоконференцій**: інструменти для безпечних віртуальних консультацій.
    - **Пристрої дистанційного моніторингу**: Монітори, які дозволяють віддалено контролювати життєво важливі показники або інші відповідні параметри.

- Виклики та проблеми:
    - **Конфіденційність і безпека**: гарантування захисту конфіденційної медичної інформації.
    - **Клінічні обмеження**: Розпізнати, коли необхідна очна консультація.
- Навчання та навички для медсестер:
    - **Оволодіння технологічними інструментами**: Ознайомлення з програмним забезпеченням та обладнанням, що використовується.
    - **Комунікативні навички**: чітко та ефективно спілкуватися через екран.
- Інтеграція телемедицини в систему надання медичної допомоги:
    - **Координація з традиційною допомогою**: як віртуальні консультації вписуються в загальний план лікування?
    - **Управління електронними медичними картками**: забезпечення безперешкодного переходу інформації між очними та дистанційними консультаціями.
- Перспективи на майбутнє:
    - **Технологічні інновації**: Які наступні кроки в телемедицині і як вони вплинуть на догляд за пацієнтами?
    - **Прийняття та адаптація**: Виклики та можливості, пов'язані з широким використанням телемедицини.

Телемедицина в алергології та імунології пропонує неймовірні можливості для надання високоякісної допомоги в більш доступний і гнучкий спосіб. Однак, як і до будь-якого технологічного прогресу, до неї потрібно підходити з обережністю, забезпечуючи дотримання клінічних стандартів і найвищий ступінь конфіденційності та безпеки інформації про пацієнта. Збалансувавши ці міркування, медичні сестри можуть допомогти сформувати майбутнє, в якому медична допомога буде персоналізованою і загальнодоступною.

Технологічні інновації та їх потенціал у майбутньому

Алергологія та імунологія, як і інші медичні дисципліни, за останні десятиліття зазнали значного технологічного прогресу. Ці інновації не тільки змінили клінічну практику, але й розширили наше розуміння основних механізмів розвитку алергічних та імунологічних захворювань.

- Технології на службі діагностики:
    - **Детектори алергенів**: нові портативні пристрої для виявлення алергенів у навколишньому середовищі в режимі реального часу.
    - **Молекулярний аналіз**: Молекулярні тести дають детальне уявлення про конкретні алергени, що дозволяє поставити більш точний діагноз.
- Розширене зображення:
    - **Функціональна магнітно-резонансна томографія (фМРТ)**: Використовується для вивчення реакції мозку на алергени та розуміння болю при аутоімунних захворюваннях.
    - **Позитронно-емісійна томографія (ПЕТ)**: корисна для вивчення запалення при різних імунологічних захворюваннях.
- Цільова та персоналізована терапія:
    - **Цільова імунотерапія**: використання біотерапії, в тому числі моноклональних антитіл, для специфічного лікування певних алергічних та аутоімунних захворювань.

- **Генна терапія**: для лікування спадкових імунодефіцитів, пропонує потенціал для лікувального лікування.
- Портативні технології та моніторинг пацієнтів:
  - **Пристрої для домашнього моніторингу**: портативні монітори, які дозволяють пацієнтам відстежувати стан свого здоров'я, наприклад, пікфлоуметри для астми.
  - **Мобільні додатки**: для моніторингу симптомів, управління прийомом ліків та зв'язку з медичними працівниками.
- Штучний інтелект (ШІ) та великі дані:
  - **Прогностичні алгоритми**: використання баз даних для прогнозування алергічних нападів або загострень імунологічних захворювань.
  - **Діагностична допомога**: системи штучного інтелекту, які аналізують симптоми та результати аналізів для полегшення діагностики.
- Телеалергологія та цифрові платформи:
  - **Віртуальні консультації**: використання телемедицини для оцінки та лікування пацієнтів.
  - **Платформи для навчання пацієнтів**: використання віртуальної або доповненої реальності для навчання про алергію та імунологію.
- Біоматеріали та пристрої для доставки ліків:
  - **Імунотерапевтичні пластирі**: менш інвазивна альтернатива ін'єкціям.
  - **Системи доставки ліків пролонгованої дії**: для забезпечення постійної доставки ліків.

- Майбутнє інновацій:
  - **Дослідження та розробки**: Перспективні напрямки інновацій в алергології та імунології.
  - **Інтеграція технологій**: виклики та можливості, пов'язані з інтеграцією нових технологій у клінічну практику.

Зі стрімким розвитком медичних технологій алергологія та імунологія знаходяться на передовій клінічних досягнень. Ці інновації, пропонуючи нові методи діагностики та лікування, також вимагають постійного навчання медичних працівників для забезпечення оптимального та безпечного використання. Майбутнє обіцяє більш персоналізовану, більш точну і більш профілактичну медицину для пацієнтів, які страждають на алергічні та імунологічні захворювання.

Розділ 19

ОСВІТНІ АСПЕКТИ ТА ОБІЗНАНІСТЬ

Підвищення обізнаності громадськості про алергію та імунологічних захворювань

Підвищення обізнаності громадськості про алергію та імунологічні захворювання має важливе значення для забезпечення безпеки, благополуччя та загального розуміння цих станів, які часто неправильно розуміють. Хоча поширеність алергії та імунологічних захворювань зростає в усьому світі, багато міфів і непорозумінь зберігаються, що робить обізнаність ще більш важливою.

- Чому підвищення обізнаності є важливим?
    - **Попередження кризових ситуацій**: Розуміння ознак і симптомів алергічних реакцій може допомогти запобігти серйозним кризовим ситуаціям, таким як анафілаксія.
    - **Зменшення стигматизації**: краще розуміння цих станів може допомогти зменшити стигматизацію або недостатню обізнаність, пов'язану з алергією та імунологічними захворюваннями.
    - **Освіта пацієнтів та їхніх родин**: Підвищення обізнаності постраждалих і тих, хто їх оточує, допомагає їм більш ефективно управляти своїм станом.
- Методи підвищення обізнаності:
    - **Медіа-кампанії**: використання реклами, статей у пресі та репортажів для інформування громадськості.
    - **Освітні програми в школах**: включіть інформацію про алергію в шкільні програми, щоб навчати з раннього віку.

- **Заходи та семінари**: організовуйте форуми громад, семінари та заходи з підвищення обізнаності.
- **Всесвітні дні**: святкування спеціальних днів, таких як Всесвітній день алергії, щоб привернути увагу до цих станів.
- Роль професійних та неурядових організацій:
  - Ці організації можуть надавати ресурси, рекомендації та підтримку для досліджень, а також проводити широкомасштабні інформаційні кампанії.
- Робота з інфлюенсерами та знаменитостями:
  - Відгуки впливових людей з алергією або імунологічними захворюваннями можуть мати потужний вплив на громадську думку.
- Розробка онлайн-ресурсів:
  - Створення веб-сайтів, додатків та платформ соціальних мереж, що пропонують достовірну інформацію та практичні поради.
- Залучення пацієнтів та їхніх родин:
  - Заохочуйте пацієнтів та їхні сім'ї ділитися своїм досвідом, щоб гуманізувати та персоналізувати підвищення обізнаності.
- Навчання для медичних працівників:
  - Переконайтеся, що лікарі, медсестри та інші медичні працівники добре поінформовані та оснащені, щоб навчати своїх пацієнтів і широку громадськість.

Підвищення обізнаності про ці стани вимагає багатогранного підходу, що включає як ініціативи на високому рівні, так і зусилля спільнот. З підвищенням рівня обізнаності ми можемо сподіватися на кращу якість життя постраждалих, більш емпатичну реакцію суспільства і, можливо, в довгостроковій перспективі - на зниження поширеності завдяки профілактиці та ранньому втручанню.

Просвітницька робота з пацієнтами та сім'ями

Навчання пацієнтів та їхніх родин є фундаментальною основою в лікуванні алергії та імунологічних захворювань. Забезпечуючи людей знаннями та інструментами, необхідними для розуміння та управління своїм станом, ми можемо підвищити їхню самостійність, покращити якість життя та знизити ризик серйозних ускладнень.

- Важливість освіти:
    - **Профілактика**: Уникайте контакту з алергенами, знайте про попереджувальні ознаки серйозної реакції.
    - **Ефективний самоконтроль**: освічені пацієнти часто більш активні в управлінні своїм станом.
    - **Зменшення стресу**: Розуміння своєї хвороби зменшує тривогу, пов'язану з невідомістю.
- Розуміння хвороби:
    - **Визначення та причини**: Що таке алергія або імунологічне захворювання? Чому вона виникає?
    - **Ознаки та симптоми**: Розпізнайте типові симптоми для швидкого втручання.
- Щоденне управління:
    - **Уникнення алергенів**: поради щодо усунення поширених побутових алергенів.
    - **Лікування**: як і коли приймати ліки, що робити, якщо ви забули, тощо.
    - **Специфічне обладнання**: наприклад, як користуватися автоін'єктором адреналіну.

- Антикризовий план дій:
    - Складіть чіткий план на випадок алергічних реакцій, включно з кроками та номерами телефонів екстрених служб.
- Ресурси та підтримка:
    - **Групи підтримки**: для обміну досвідом та порадами.
    - **Цифрові додатки та інструменти**: для моніторингу симптомів, розпізнавання алергенів тощо.
    - **Література**: книги, брошури, надійні веб-сайти, щоб дізнатися більше.
- Сімейне виховання:
    - **Навчання наданню першої допомоги**: У разі серйозної алергічної реакції важлива кожна секунда.
    - **Поради для повсякденного життя**: приготування їжі для алергіка, розпізнавання ознак реакції тощо.
    - **Емоційний менеджмент**: підтримка пацієнта, управління тривогою або стресом, пов'язаним із захворюванням.
- Робота з медичними працівниками:
    - **Регулярні консультації**: для забезпечення медичного нагляду та обговорення будь-яких проблем.
    - **Бути в курсі подій**: рекомендації та методи лікування розвиваються разом з дослідженнями, тому важливо бути в курсі подій.
- Залучення до громади:
    - **Підвищення обізнаності**: Просвітницька робота серед широкої громадськості може допомогти створити безпечніше середовище для тих, хто страждає на алергію або імунологічні захворювання.

Навчання пацієнтів та їхніх родин - це безперервний процес. У міру того, як пацієнти ростуть, розвивається їхній стан або з'являються нові наукові відкриття, їхні освітні потреби змінюються. Тому підхід має бути гнучким, персоналізованим і завжди зосередженим на добробуті та безпеці пацієнта.

Програми безперервної освіти для медсестер

У динамічному світі медицини, що постійно змінюється, безперервна освіта має важливе значення для того, щоб медсестри підтримували та вдосконалювали свій професійний рівень, були в курсі останніх досягнень медицини та забезпечували оптимальний догляд за пацієнтами. Програми безперервної освіти для медсестер з алергології та імунології зосереджені на широкому спектрі тем - від оновлення клінічних навичок до розуміння останніх досліджень.

- Важливість постійного навчання:
    - **Якість медичної допомоги**: Підтримання високого рівня компетентності для забезпечення найкращого догляду за пацієнтами.
    - **Бути в курсі подій**: наука і медицина швидко розвиваються, тому важливо бути в курсі подій.
    - **Розвиток кар'єри**: можливості для просування по службі або подальшої спеціалізації.
- Клінічні модулі:
    - **Передові методи**: наприклад, застосування інноваційних біологічних методів лікування або імунотерапії.

- **Управління в надзвичайних ситуаціях:** Поглиблене навчання в надзвичайних ситуаціях, специфічних для алергології та імунології, таких як важка анафілаксія.
- Оновлення досліджень:
    - **Останні відкриття:** Як нові відкриття впливають на клінічну практику?
    - **Практичні приклади:** детальний аналіз конкретних ситуацій, щоб зрозуміти нюанси ведення пацієнта.
- Неклінічні навички:
    - **Комунікація:** вдосконалення комунікативних навичок для кращої взаємодії з пацієнтами, сім'ями та медичною командою.
    - **Стрес-менеджмент:** Техніки управління стресом та уникнення вигорання у складному медичному середовищі.
- Нові технології:
    - **Навчання на новому обладнанні:** наприклад, використання інноваційних медичних приладів або програмного забезпечення для моніторингу пацієнтів.
    - **Телемедицина:** як ви надаєте дистанційну допомогу, зберігаючи при цьому якість?
- Міждисциплінарна співпраця:
    - **Робота з іншими спеціальностями:** Розуміння ролей та обов'язків інших медичних спеціальностей і способів ефективної співпраці.
    - **Спільні семінари:** Навчальні курси, що поєднують різні спеціальності для більш цілісного підходу до догляду.
- Тренінг з етики:
    - **Специфічні етичні міркування:** наприклад, управління інформацією про пацієнта,

інформована згода на експериментальне лікування.
- Спеціалізовані модулі:
  - **Дитяча алергологія та імунологія**: у фокусі уваги - особливості догляду за дітьми.
  - **Незвичайні алергії**: глибше розуміння менш поширених, але не менш важливих алергій.
- Участь у конференціях та воркшопах:
  - **Нетворкінг**: знайомство з іншими професіоналами в цій галузі для обміну досвідом і знаннями.
  - **Практичні семінари**: інтерактивне, практичне навчання.

Безперервна освіта - це відповідальність і привілей медичних сестер. Вона не тільки гарантує оптимальний догляд за пацієнтами, але й надає медсестрам можливості для професійного та особистого розвитку, посилюючи їхню важливу роль у медичній команді.

Важливість популяризація науки

У світі, перенасиченому інформацією, де кожна людина має доступ до безлічі джерел через Інтернет, телебачення, соціальні мережі тощо, дуже важливо вміти відрізняти реальні факти від міфів чи помилкової інформації. Ключову роль тут відіграє науково-популярна література. Але що таке науково-популярна наука і чому вона така важлива?

- **Визначення популярної науки:**
  - Популяризація науки - це мистецтво робити наукову інформацію доступною для нефахівців. Вона перетворює технічний жаргон і

складні поняття на прості, зрозумілі терміни, не спотворюючи при цьому наукову реальність.

- **Руйнування бар'єру між наукою та громадськістю:**
  - Багато людей сприймають науку як елітарну або недосяжну. Популяризація науки робить її доступною, демістифікуючи поняття, які можуть здаватися страхітливими.
- **Сприяння освіті:**
  - Привабливість і доступність науки заохочує допитливість і навчання впродовж усього життя. Молодь, зокрема, можна надихнути на кар'єру в науці чи технологіях.
- **Боротьба з дезінформацією:**
  - В умовах поширення "фейкових новин" важливо мати надійні та зрозумілі джерела, які чітко демонструють факти. Популяризатори науки часто перебувають на передовій боротьби з міфами та дезінформацією.
- **Прийняття обґрунтованих рішень:**
  - Чи то розуміння наслідків зміни клімату, чи то рішення про вакцинацію, чи то підтримка досліджень стовбурових клітин - поінформоване населення краще підготовлене до прийняття обґрунтованих рішень з питань, які впливають на його повсякденне життя.
- **Заохочення до діалогу:**
  - Створюючи спільну основу, на якій можуть взаємодіяти науковці та не-науковці, популяризація заохочує діалог. Вона уможливлює плідний обмін думками, заохочує до запитань, взаєморозуміння та співпраці.
- **Сприяння дослідженням:**
  - Ділитися науковими відкриттями з широкою громадськістю підвищує цінність роботи дослідників. Це може призвести до збільшення

підтримки науки як з точки зору фінансування, так і загального визнання.
- **Етична рефлексія:**
  - Популяризація також дозволяє піднімати етичні питання і спонукати широку громадськість замислитися над наслідками наукових досліджень і відкриттів.
- **Розвиток загальної культури:**
  - Суспільство, яке розуміє і цінує науку, - це суспільство, яке цінує знання, інновації та критичне мислення.

Популяризація науки - це міст між складним світом досліджень і широкою громадськістю. Вона просвіщає, надихає і залучає, допомагаючи створити поінформоване, допитливе і перспективне суспільство. У світі, де наука відіграє все більш важливу роль, вміння ефективно комунікувати на цю тему стає не просто цінним, але й необхідним.

Розділ 20

НЕВІДКЛАДНІ СТАНИ В АЛЕРГОЛОГІЇ ТА ІМУНОЛОГІЇ

Розпізнавання анафілактичної реакції

Анафілаксія - це серйозна і потенційно смертельна алергічна реакція, яка швидко розвивається після контакту з алергеном. Вона вражає кілька органів одночасно і вимагає негайного медичного втручання. Раннє розпізнавання ознак і симптомів анафілаксії може врятувати життя. Ось як її розпізнати.

- Шкірні симптоми:
    - Раптове почервоніння або блідість шкіри
    - Кропив'янка або висип
    - Свербіж, особливо долонь або підошов
- Респіраторні симптоми:
    - Утруднене дихання або задишка
    - Хрипи або шум при диханні
    - Постійний кашель
    - Відчуття стиснення або напруження в горлі
    - Хриплий голос
- Серцево-судинні симптоми:
    - Прискорений або нерегулярний пульс
    - Біль або стиснення в грудях
    - Запаморочення, слабкість або непритомність
    - Падіння артеріального тиску
- Травні симптоми:
    - Нудота або блювання
    - Діарея
    - Біль у животі
- Неврологічні симптоми:
    - Головні болі
    - Відчуття неминучої загибелі, дивне відчуття тривоги або страху
    - Сплутаність свідомості або змінена свідомість

- Інші ознаки:
    - Набряклість очей або обличчя
    - Намотування
    - Утруднене ковтання

Коли ви розпізнаєте ці симптоми, важливо діяти швидко:
- **Викличте службу екстреної допомоги**: якщо є підозра на анафілаксію, негайно викличте службу екстреної допомоги.
- **Введення епінефринового автоін'єктора**: якщо у потерпілого є епінефриновий автоін'єктор (наприклад, EpiPen), його слід використати без зволікання. Дотримуйтесь інструкцій, що додаються до автоін'єктора.
- **Покладіть людину в безпечне положення**: покладіть людину з піднятими ногами, якщо тільки вона не відчуває труднощів з диханням або не має блювоти. У такому випадку краще покласти людину в сидяче положення, щоб полегшити дихання.
- **Залишайтеся з людиною**: Ніколи не залишайте людину з ознаками анафілаксії наодинці.
- Не давайте воду або їжу: це може погіршити симптоми.

Профілактика - найефективніший спосіб управління ризиком анафілаксії. Важливо знати свої алергени, уникати контакту з ними та завжди мати під рукою шприц з адреналіном, якщо ви перебуваєте в групі ризику.

Аварійні протоколи при анафілактичному шоці

Анафілактичний шок - найсерйозніша форма анафілактичної реакції, що проявляється гострою недостатністю кровообігу і може призвести до зупинки серця. Негайне та належне лікування є життєво важливим. Ось типовий протокол невідкладної допомоги при анафілактичному шоці:

- Розпізнавання ударів:
    - Раптова поява симптомів
    - Симптоми, що зачіпають кілька систем органів (шкірні, дихальні, серцево-судинні, травні тощо).
    - Серйозні симптоми, такі як утруднене дихання, сплутаність свідомості, блідість або ціаноз, слабкість або колапс
- Негайно зателефонуйте в службу порятунку:
    - Зверніться по допомогу, зателефонуйте до служби екстреної допомоги та повідомте про підозру на анафілактичний шок.
- Розмістіть пацієнта:
    - Якщо людина дихає нормально і не має дихальних розладів, покладіть її з піднятими ногами.
    - Якщо людині важко дихати або її блює, покладіть її в напівсидяче положення, щоб полегшити дихання.
- Автоін'єктор адреналіну:
    - Якщо у пацієнта є автоін'єктор адреналіну (EpiPen, Jext, Anapen тощо), негайно введіть його, дотримуючись інструкцій виробника.
    - Обов'язково запишіть час ін'єкції.
- Очистити дихальні шляхи:
    - Якщо пацієнт притомний, але у нього порушене дихання, попросіть його зробити глибокий вдих.
    - Якщо людина не дихає або дихає нерегулярно, почніть серцево-легеневу реанімацію (СЛР).

- **Уникайте застосування інших ліків** без чітких медичних вказівок, якщо тільки вони не є частиною плану дій пацієнта щодо лікування алергії.
- Спостерігайте за пацієнтом:
  - Залишайтеся з пацієнтом до прибуття допомоги.
  - Будьте готові ввести другу дозу адреналіну через 5-15 хвилин, якщо симптоми не покращаться або погіршаться.
- Інформація для екстрених служб:
  - Коли прибуде швидка допомога, поінформуйте їх про введені ліки, час їх прийому та розвиток симптомів.
- Медичний транспорт:
  - Навіть якщо симптоми покращуються після введення адреналіну, людину слід доставити в лікарню для подальшого спостереження, оскільки симптоми можуть з'явитися знову.
- Профілактика в майбутньому:
- Після стабілізації стану пацієнта дуже важливо звернути увагу на подальшу профілактику, розпізнавання тригерів, володіння та правильне використання автоін'єктора епінефрину, а також на необхідність чітко визначеного плану дій щодо лікування алергії.

У випадку анафілактичного шоку важлива кожна хвилина. Швидке втручання за чітко визначеним протоколом може врятувати життя.

Лікування серйозних ускладнень після імунотерапії

Імунотерапія, яку часто називають десенсибілізацією, трансформувала лікування багатьох алергічних захворювань. Однак, як і будь-яке медичне лікування, імунотерапія не позбавлена ризиків. Серйозні ускладнення, хоч і рідкісні, але можуть виникати. Ось деякі з них, а також рекомендації щодо їх лікування:

- Анафілактичні реакції:
    - Найстрашніша реакція - анафілаксія. Вона вимагає негайного лікування адреналіном, виклику швидкої допомоги та спостереження за пацієнтом.
    - Якщо така реакція виникає, продовження імунотерапії необхідно переглянути та обговорити з пацієнтом.
- Системні реакції:
    - Це можуть бути такі симптоми, як генералізований шкірний висип, утруднене дихання, біль у животі тощо.
    - Лікування залежить від тяжкості симптомів, але може включати антигістамінні препарати, кортикостероїди і, в найважчих випадках, адреналін.
- Місцеві реакції :
    - Ці реакції, як правило, менш виражені, але можуть бути болючими або дискомфортними. Вони можуть включати почервоніння, набряк або свербіж у місці ін'єкції.
    - Місцеві або пероральні антигістамінні препарати можуть допомогти полегшити ці симптоми.

- Синдром вивільнення цитокінів:
    - Хоча цей синдром частіше зустрічається при певних формах імунотерапії раку, він може призвести до лихоманки, втоми, болю в м'язах та інших грипоподібних симптомів.
    - Зазвичай його лікують ліками для зниження температури та болю, а також відповідною гідратацією.
- Управління ускладненнями :
    - Швидка оцінка та управління мають важливе значення.
    - Усі пацієнти, які отримують імунотерапію, повинні бути поінформовані про ознаки та симптоми серйозних ускладнень і знати, коли і як звертатися за медичною допомогою.
    - Дуже важливо, щоб персонал, який проводить імунотерапію, був навчений розпізнавати ускладнення та управляти ними.
- Переоцінка лікування:
    - Якщо виникають ускладнення, імунотерапію слід переглянути. Це може включати коригування дози, подовження періоду спостереження після ін'єкції або, в деяких випадках, припинення імунотерапії.
- Профілактика ускладнень :
    - Ретельна оцінка стану пацієнта перед початком імунотерапії, а також регулярний моніторинг можуть допомогти знизити ризик ускладнень.
    - Введення поступово зростаючих доз і дотримання встановлених протоколів також допомагає мінімізувати ризики.

Ключем до лікування серйозних ускладнень після імунотерапії є підготовка. Наявність плану, усвідомлення ризиків і готовність швидко втрутитися може зробити різницю між контрольованим ускладненням і потенційно небезпечною для життя ситуацією.

Робота з надзвичайними ситуаціями в лікарні та поза нею

Управління невідкладною медичною допомогою може відрізнятися залежно від того, чи відбувається вона в лікарні, чи за її межами. Обидва контексти мають свої унікальні виклики та переваги, і в обох випадках важливими є швидкість реагування та готовність.

У лікарнях:
- Доступність ресурсів :
  - Основною перевагою невідкладної допомоги в лікарні є швидка доступність медичних ресурсів, обладнання та кваліфікованого персоналу.
- Швидка реакція:
  - У більшості лікарень є бригада швидкого реагування або реанімаційна бригада, яка негайно реагує на надзвичайні ситуації.
- Доступ до медичної документації :
  - Електронні медичні записи можуть швидко надати життєво важливу інформацію про історію хвороби пацієнта, алергії, ліки тощо.
- Внутрішній переказ :
  - У разі необхідності пацієнти можуть бути швидко переведені до відділень інтенсивної терапії або інших спеціалізованих відділень.

Поза лікарнями:
- Перші промовці:
  - Особи, які першими реагують, такі як парамедики, відіграють вирішальну роль у стабілізації стану пацієнта та наданні першої допомоги.

- Спілкування :
    - Координація з центрами екстреного виклику (такими як 112 в Європі або 911 в Північній Америці) є життєво важливою. Вони надають інструкції в режимі реального часу і сповіщають відповідні екстрені служби.
- Транспортні проблеми :
    - Швидке та безпечне транспортування до найближчої лікарні є вкрай важливим. Це може бути ускладнено відстанню, трафіком, погодними умовами тощо.
- Обмеження ресурсів :
    - Машини швидкої допомоги добре обладнані, але вони не мають усіх ресурсів лікарні. Часто метою є стабілізація пацієнта для транспортування.
- Навчання з надання першої медичної допомоги:
    - Очевидці надзвичайної ситуації можуть зіграти вирішальну роль, якщо вони навчені надавати першу допомогу. Базові маневри, такі як серцево-легенева реанімація (СЛР) або використання автоматичного зовнішнього дефібрилятора (АЗД), можуть врятувати життя, поки чекають на прибуття допомоги.

Поради щодо ефективного догляду:
- **Навчання**: медичні працівники та широка громадськість повинні пройти навчання з надання першої медичної допомоги та серцево-легеневої реанімації.
- **Підготовка**: лікарні повинні регулярно проводити симуляції надзвичайних ситуацій, щоб переконатися, що персонал знає, як реагувати.
- **Комунікація**: Чітка та ефективна комунікація між усіма зацікавленими сторонами має важливе значення.

- **Оновлення навичок**: Протоколи дій у надзвичайних ситуаціях розвиваються з часом і дослідженнями. Тому постійне навчання має важливе значення.

Робота з невідкладними станами, як у лікарні, так і за її межами, вимагає ефективного реагування, підготовки та координації, щоб забезпечити найкращий результат для пацієнта.

Розділ 21

ХАРЧОВА АЛЕРГІЯ

Основні харчові алергени та їх визнання

Харчова алергія - це імунна реакція на певні білки в їжі. Ці реакції можуть варіюватися від простого подразнення шкіри до потенційно смертельних симптомів, таких як анафілактичний шок. Розпізнавання цих алергенів має вирішальне значення для запобігання та лікування алергічних реакцій.

Основні харчові алергени:
- Яйця:
  - Зокрема, білки, що містяться в яєчних білках. Реакції часто відрізняються за ступенем тяжкості.
- Молоко:
  - Деякі люди мають алергію на казеїн або інші білки, присутні в коров'ячому молоці. Це не слід плутати з непереносимістю лактози, тобто нездатністю перетравлювати молочний цукор.
- Арахіс:
  - Це одні з найпоширеніших і часто найсерйозніших видів алергії, які можуть призвести до анафілактичного шоку.
- Горіхи:
  - Наприклад, кеш'ю, фундук, мигдаль і пекан. Реакції можуть бути серйозними.
- Соя:
  - Соєві білки можуть викликати реакції у деяких людей, особливо у дітей, хоча багато дітей переростають їх протягом дитинства.
- Пшениця:
  - Алергія на пшеницю відрізняється від целіакії. Її викликають білки пшениці, а не глютен.

- Риба:
    - Особливо у дорослих, і реакції часто бувають важкими.
- Ракоподібні :
    - Наприклад, креветки, краби та омари. Ця алергія частіше зустрічається у дорослих, ніж у дітей.

Розпізнавання харчових алергенів:
- Читання етикеток :
    - Завжди перевіряйте етикетки на продуктах харчування, щоб виявити потенційні алергени. У багатьох країнах наявність основних алергенів на упаковці є обов'язковою.
- Ставте запитання під час обіду:
    - Якщо ви їсте в ресторані або у когось вдома, завжди запитуйте, як готується їжа і які інгредієнти використовуються.
- Уникайте перехресного забруднення:
    - Обов'язково ретельно очищайте весь посуд і варильні поверхні після використання від потенційних алергенів.
- Тести на алергію :
    - Шкірні проби або аналізи крові можуть допомогти виявити харчові алергени. Для точного діагнозу зверніться до алерголога.
- Ведіть щоденник харчування:
    - Якщо ви підозрюєте харчову алергію, ведіть щоденник того, що ви їсте, і занотовуйте будь-які симптоми, які ви можете відчути. Це може допомогти ізолювати потенційний алерген.

Розпізнавання та уникнення алергенів - ключ до запобігання алергічних реакцій. Якщо ви сумніваєтеся, завжди краще звернутися до фахівця за відповідною порадою та підтримкою.

Важливість харчової історії

Збір харчового анамнезу - це важлива медична процедура, метою якої є систематичний і детальний збір та оцінка інформації про споживання їжі пацієнтом. Вона дає точну картину харчових звичок, уподобань, відрази та будь-яких реакцій або симптомів, пов'язаних із вживанням певних продуктів. Ось чому це так важливо:

1. Діагностика харчової алергії та непереносимості :
Збір харчового анамнезу - це перший важливий крок у діагностиці алергії та непереносимості. Уважно слухаючи, як пацієнт описує свої симптоми після вживання певних продуктів, лікар може виявити тенденції або потенційні тригери.

2. Профілактика захворювань:
Дослідження показали, що дієта відіграє важливу роль у профілактиці багатьох захворювань, таких як серцево-судинні захворювання, діабет і деякі види раку. Історія харчування може допомогти виявити ризики та спрямувати пацієнтів до більш здорового вибору продуктів харчування.

3. Управління вагою :
Ожиріння є серйозною проблемою громадського здоров'я. Розуміючи харчові звички пацієнта, медичні працівники можуть рекомендувати зміни в раціоні, які сприятимуть схудненню **або підтримці здорової ваги.**

4. Оптимізація харчування :
Для пацієнтів з особливими потребами в харчуванні, таких як вагітні жінки, спортсмени або люди похилого віку, детальний анамнез харчування дозволяє підібрати дієтичні рекомендації відповідно до їхніх потреб.

5. Моніторинг недоїдання :
Для певних вразливих груп населення, таких як люди похилого віку, діти або люди, які страждають на хронічні захворювання, історія харчування є цінним

інструментом для виявлення ознак недоїдання або дефіциту поживних речовин.

6. Адаптація медикаментозного лікування:
Деякі ліки можуть взаємодіяти з продуктами харчування або поживними речовинами. Точний дієтичний анамнез дає змогу скоригувати лікування відповідним чином.

7. Оцінка харчових звичок :
Окрім простого споживання їжі, в анамнезі можуть бути виявлені розлади харчової поведінки, такі як булімія або анорексія, які потребують специфічного лікування.

8. Встановлення довірчих відносин :
Історія харчування - це час для обміну інформацією між пацієнтом і медичним працівником. Це дозволяє встановити довірчі відносини, що є запорукою успіху будь-якого дієтичного чи медичного втручання.

Історія харчування є важливим інструментом для розуміння стану здоров'я, звичок і потреб пацієнта. Це дозволяє надавати індивідуалізовану, адаптовану допомогу, гарантуючи кращу якість лікування. Дуже важливо, щоб медичні працівники приділяли цьому питанню достатньо часу та уваги.

Втручання у разі виникнення алергічної реакції на їжу

При виникненні харчової алергічної реакції дуже важливо діяти швидко та ефективно, щоб запобігти погіршенню симптомів і врятувати життя у випадку важкої реакції. Ось перелік дій, які необхідно вжити:

1. Оцінка тяжкості :
- Визначте симптоми. Харчові алергічні реакції можуть проявлятися свербежем, почервонінням,

набряком (обличчя, губ, язика), утрудненим диханням, блювотою, діареєю, нездужанням, прискореним серцебиттям, зниженням артеріального тиску тощо.
2. Припинити вживати алерген :
- Якщо людина продовжує їсти відповідальну їжу, важливо попросити її негайно зупинитися.
3. Призначити антигістамінний препарат:
- Якщо симптоми легкі (шкірний висип, свербіж), можна призначити пероральний антигістамінний препарат, за умови, що він був заздалегідь призначений лікарем.
4. Використання автоінжектора з адреналіном :
- У разі виникнення важких симптомів або анафілаксії (важка і швидка алергічна реакція), якщо у людини є автоін'єктор епінефрину (наприклад, EpiPen), його слід негайно використати відповідно до інструкцій, наданих лікарем.
5. Викликати екстрені служби :
- При перших ознаках важкої реакції зателефонуйте за місцевим номером екстреної допомоги (наприклад, 112 в Європі або 911 в США). Не намагайтеся самостійно доставити людину до лікарні.
6. Помістіть людину в безпечне положення:
- Якщо людина притомна, покладіть її в зручне положення, не давайте їй пити або їсти, спробуйте заспокоїти.
- Якщо вона втрачає свідомість, покладіть її в бокове положення.
7. Постійний моніторинг :
- Спостерігайте за станом людини до прибуття допомоги. Симптоми можуть погіршитися або повернутися навіть після видимого покращення.
8. Повідомте екстрені служби :
- Коли прибуде швидка допомога, повідомте їм про спожиту їжу, час появи симптомів, прийняті ліки

(включаючи дозу адреналіну, якщо він застосовувався) та будь-які інші важливі деталі.
9. Медична консультація:
- Навіть після того, як реакція стабілізується, пацієнт повинен проконсультуватися з лікарем або алергологом, щоб обговорити реакцію і, за необхідності, скоригувати план лікування.

Дуже важливо, щоб кожен, хто страждає на харчову алергію, і ті, хто його оточує, були належним чином навчені розпізнавати симптоми і знати, як реагувати в разі виникнення кризової ситуації. Належна підготовка може означати різницю між життям і смертю у випадку важкої алергічної реакції.

Просвітницька робота з пацієнтами та сім'ями для запобігання впливу

Інформування пацієнтів та їхніх родин є фундаментальною частиною запобігання впливу алергенів. Ось кілька ключових кроків та порад для забезпечення ефективного навчання:

1. Розуміння алергії :
- Почніть з чіткого пояснення, що таке алергія, як імунна система реагує на алерген і чому певні реакції можуть бути серйозними.
2. Ідентифікація алергену:
- Після встановлення діагнозу алергії важливо навчити пацієнта та його родину розпізнавати алерген, незалежно від того, чи це їжа, ліки, хімічні речовини або інший продукт.
3. Читання етикеток :
- У випадку харчової алергії навчіть правильно читати та інтерпретувати етикетки продуктів.

Зосередьтеся на пошуку прихованих інгредієнтів або слідів алергенів.

4. Управління будинком :
   - Надайте поради, як мінімізувати вплив алергену в домашніх умовах. Це можуть бути рекомендації щодо прибирання, зберігання продуктів або уникнення певних продуктів.

5. План дій при алергії :
   - Складіть індивідуальний план дій для кожного пацієнта, в якому детально описані кроки, які необхідно зробити в разі контакту з алергеном. Цей план має бути доступним і зрозумілим для всіх членів сім'ї.

6. Навчання застосуванню лікарських засобів:
   - Якщо у пацієнта є ліки для надання невідкладної допомоги, наприклад, автоін'єктор епінефрину, переконайтеся, що він та його сім'я знають, як і коли ним користуватися.

7. Школа та соціальна освіта :
   - Поінформуйте сім'ю про важливість спілкування зі школами, клубами, друзями та іншими установами про алергію. Надайте їм пояснювальні документи або листи, якщо це необхідно.

8. Управління соціальними ситуаціями :
   - Дайте поради, як організувати виїзди на природу, обіди в ресторані чи поїздки. Це можуть бути рекомендації щодо спілкування з персоналом або приготування безпечних страв заздалегідь.

9. Знати ознаки та симптоми :
   - Переконайтеся, що пацієнти та їхні сім'ї розпізнають ранні ознаки алергічної реакції та знають, коли і як звертатися за допомогою.

10. Заохочення відповідальності :
    - Заохочуйте пацієнтів, особливо молодшого віку, серйозно ставитися до своєї алергії та бути активними в управлінні своїм здоров'ям.

11. Ресурси та підтримка :

- Направляйте пацієнтів та їхні сім'ї до груп підтримки, освітніх веб-сайтів або інших ресурсів, які можуть допомогти їм краще контролювати та розуміти свою алергію.

Освіта є потужною зброєю у запобіганні впливу алергенів. Надаючи необхідні інструменти та знання, ви допомагаєте пацієнтам та їхнім родинам жити безпечно і незалежно, ефективно контролюючи алергію.

Розділ 22

ДИТЯЧА АЛЕРГОЛОГІЯ ТА ІМУНОЛОГІЯ

Особливості педіатрична допомога

Догляд за дітьми з алергією або імунологічними проблемами відрізняється від догляду за дорослими в кількох аспектах. Ось особливості цієї специфічної групи населення:

1. Клінічна картина :
   - Симптоми алергії або імунних розладів у дітей можуть відрізнятися від симптомів у дорослих. Наприклад, атопічний дерматит або екзема часто зустрічається у дітей молодшого віку, тоді як алергічна астма частіше спостерігається у дітей старшого віку.
2. Діагноз:
   - Алергологічні та імунологічні тести повинні бути адаптовані до віку дитини. Крім того, діти можуть бути не в змозі чітко висловити свої симптоми, тому дуже важливим є ретельне спостереження.
3. Вживання наркотиків:
   - Дозування ліків для дітей зазвичай залежить від їхньої ваги, що вимагає особливої уваги для забезпечення точного введення.
4. Розвиток імунної системи:
   - Імунна система дітей все ще розвивається, що може впливати на те, як вони реагують на алергени і як розвивається алергія з часом.
5. Розвиток алергії:
   - Деякі алергії можуть зникати з часом. Наприклад, багато дітей переростають алергію на молоко або яйця, коли дорослішають.
6. Освіта:
   - Інформування дітей про їхній стан вимагає іншого підходу, ніж для дорослих. Йдеться про те, щоб зробити інформацію доступною, водночас заохочуючи дітей брати на себе відповідальність, яка відповідає їхньому віку.

7. Залучені сім'ї :
- Участь батьків або опікунів має важливе значення в лікуванні алергії та імунних розладів у дітей. Вони відіграють центральну роль у моніторингу, призначенні ліків та запобіганні контакту з ними.

8. Шкільне середовище :
- Дуже важливо спілкуватися з учителями, шкільною адміністрацією та іншими батьками, щоб забезпечити безпечне шкільне середовище для дитини.

9. Психосоціальні аспекти :
- Діти з алергією або імунними розладами можуть відчувати себе ізольованими або відмінними від своїх однолітків. Щоб допомогти дитині впоратися з цими відчуттями, може знадобитися психологічна та соціальна підтримка.

10. Дієта:
- Якщо у дитини харчова алергія, це може вимагати особливої уваги до харчування, щоб вона отримувала всі необхідні поживні речовини, уникаючи при цьому алергенів.

11. Плани на випадок надзвичайних ситуацій :
- З огляду на те, що діти проводять багато часу в школі або на інших заходах, життєво важливо мати чітко визначений план дій у надзвичайних ситуаціях, який буде доведений до відома всіх учасників.

12. Етичні аспекти :
- Як і при будь-якому медичному втручанні у дітей, важливо врахувати етичні питання, особливо щодо згоди та дозволу.

Дитяча алергологічна та імунологічна допомога вимагає цілісного підходу, який врахує унікальні потреби дитини та її родини. Основна мета - забезпечити безпеку і благополуччя дитини, пропонуючи при цьому найкращу якість життя.

Алергія у немовлят і маленькі діти

У немовлят і дітей молодшого віку імунна система все ще розвивається. Це може зробити їх більш вразливими до певних видів алергії, хоча деякі з них з часом можуть зникнути. Ось огляд найпоширеніших алергій у цій віковій групі, а також поради, як з ними боротися.

1. Харчова алергія :
   - **Симптоми**: екзема, кропив'янка, блювання, діарея, ангіоневротичний набряк і, в крайніх випадках, анафілактичний шок.
   - **Поширені алергени**: Коров'яче молоко, яйця, горіхи, арахіс, риба, соя, пшениця.
   - **Лікування**: Виключення алергену з раціону, навчання батьків читати етикетки, носіння браслета для попередження алергії.
2. Атопічний дерматит (екзема):
   - **Симптоми**: Суха, червона та сверблячі шкіра. Може інфікуватися при подряпинах.
   - **Лікування**: зволоження шкіри, місцеві креми, уникнення тригерів, таких як певне мило або тканини.
3. Алергія на кліщів домашнього пилу :
   - **Симптоми**: чхання, нежить, свербіж в очах.
   - **Догляд**: Використовуйте захисні від пилових кліщів чохли для постільної білизни, часто пилососьте і уникайте ворсу.
4. Алергічний риніт:
   - **Симптоми**: Чхання, закладеність носа, сльозотеча.
   - **Лікування**: виявлення та уникнення алергенів, застосування антигістамінних препаратів за рекомендацією педіатра.

5. Астма:
- Хоча астма не є алергією, вона часто пов'язана з алергією.
- **Симптоми**: кашель, хрипи, задишка.
- **Лікування**: використання інгаляторів, виявлення та уникнення тригерів.

Поради батькам:
- **Консультація**: Якщо ви підозрюєте, що у вашої дитини алергія, зверніться до алерголога або педіатра для проведення тестів і отримання консультації.
- **Грудне вигодовування**: Виключно грудне вигодовування протягом принаймні перших 6 місяців може допомогти запобігти певним видам алергії.
- **Введення алергенів**: дотримуйтесь рекомендацій педіатра щодо введення потенційних алергенів у раціон дитини.
- **Уникайте алергенів**: навчіться розпізнавати та уникати поширених алергенів у їжі та навколишньому середовищі.
- **План дій**: Складіть план дій на випадок алергії, особливо якщо у вашої дитини важкі реакції. Переконайтеся, що особи, які доглядають за дитиною, знають про цей план.

Алергія у немовлят та дітей раннього віку може викликати занепокоєння у батьків. Однак за умови ранньої діагностики, належного лікування та освіти багато дітей можуть жити нормальним, щасливим життям, контролюючи свої алергії. У деяких випадках діти можуть навіть перерости свою алергію з часом.

Психологічна підтримка для дітей та їхніх сімей

Коли у дитини діагностують алергію, це впливає не лише на неї, а й на всю родину. Психологічний вплив може бути значним. Розуміння та управління цими емоційними аспектами має вирішальне значення для благополуччя дитини та її сім'ї.

1. Вплив на дитину:
   - **Страх і занепокоєння**: страх алергічної реакції може викликати занепокоєння у дітей, особливо на соціальних заходах, таких як дні народження.
   - **Соціальна ізоляція**: діти можуть відчувати себе не такими, як їхні однолітки, і вирішити ізолюватися, щоб уникнути контакту з алергенами.
   - **Почуття стигматизації**: Дитина може відчувати стигматизацію або сором через свій стан.
2. Вплив на сім'ю:
   - Батьківський **стрес**: Батьки можуть відчувати постійну тривогу за здоров'я своєї дитини, особливо коли вона не вдома.
   - **Брати і сестри**: Брати і сестри можуть відчувати себе знехтуваними або ревнувати до додаткової уваги, яку приділяють дитині-алергіку. Вони також можуть відчувати страх за брата чи сестру.
   - **Щоденний тиск**: приготування їжі, читання етикеток, організація прогулянок... Все це може бути виснажливим для батьків.
3. Психологічна підтримка:
   - **Індивідуальна терапія**: психолог може допомогти дітям впоратися зі своїми страхами та підвищити їхню впевненість у собі.
   - **Сімейна терапія**: допомагає впоратися з сімейною напругою і зміцнити підтримку в родині.

- **Групи підтримки**: обмін досвідом з іншими сім'ями, які стикаються з тими ж проблемами, може бути корисним.
4. Стратегії для батьків:
    - **Відкрите спілкування**: заохочуйте дитину висловлювати свої страхи і побоювання.
    - **Освіта**: Розкажіть дітям про їхній стан, щоб вони могли захистити себе.
    - **Інклюзія**: Переконайтеся, що дитина бере участь у якомога більшій кількості заходів. Співпрацюйте зі школами та клубами, щоб забезпечити безпечне середовище.
    - **Позитивне підкріплення**: хваліть дитину, коли вона добре справляється зі своїм станом.
5. Навчання за принципом "рівний-рівному":
    - Поінформування однокласників та вчителів про стан дитини може допомогти створити більш зрозуміле середовище.
6. Ресурси:
    - Шукайте асоціації та організації, які пропонують підтримку, семінари та ресурси для дітей-алергіків та їхніх родин.

Лікування алергії у дитини вимагає комплексного підходу, який охоплює не лише медикаментозне лікування, а й емоційну та психологічну підтримку. Надання дітям та їхнім сім'ям правильних інструментів і підтримки допоможе їм успішно долати виклики, пов'язані з алергією, і вести повноцінне життя.

Перехід до догляду за дорослими

Перехід від педіатричного до дорослого лікування є делікатним і відповідальним етапом у житті пацієнта, який страждає на алергічні або імунологічні розлади. Він знаменує собою перехід від загалом більш захищеного середовища до середовища, де автономії та індивідуальній відповідальності приділяється більше уваги. До цього переходу потрібно підходити з обережністю, щоб забезпечити безперервність лікування і зберегти якість життя пацієнта.

1. Підготовка до переходу:
    - **Раннє інформування**: Починаючи з підліткового віку, пацієнти повинні бути поінформовані про необхідність переходу і про те, що він тягне за собою. Пацієнтам слід допомогти зрозуміти свій стан, методи лікування та відповідальність, яка з цим пов'язана.
    - **Планування**: План переходу повинен бути складений задовго до досягнення повноліття. Цей план повинен включати оцінку навичок, потреб і проблем пацієнта.
2. Роль медичних працівників:
    - **Координація**: Медичні працівники, як педіатри, так і дорослі, повинні працювати разом, щоб забезпечити плавний перехід.
    - **Ретельне спостереження**: на початку перехідного періоду можуть знадобитися частіші візити, щоб переконатися, що пацієнт добре адаптується до нових умов догляду.
3. Автономія пацієнта:
    - **Управління прийомом ліків**: Пацієнтів слід навчити самостійно управляти прийомом ліків, розпізнавати симптоми і знати, коли і як звертатися за допомогою.
    - **Розширення можливостей**: заохочення пацієнтів брати на себе відповідальність за свої медичні призначення, продовження рецептів та взаємодію з системою охорони здоров'я.
4. Емоційна підтримка:
    - **Занепокоєння і тривога**: Перехід до догляду за дорослими може викликати занепокоєння.

Пропозиція психологічної підтримки може допомогти впоратися з цими почуттями.
- **Групи підтримки**: вступ до групи підтримки для молодих людей, які стикаються з подібними проблемами, може бути корисним.

5. Виклики, характерні для перехідного періоду:
- **Інституційні зміни**: Перехід з дитячої лікарні до лікарні для дорослих може лякати. Попередній візит може допомогти розвіяти певні страхи.
- **Конфіденційність**: Дорослі мають більше прав на конфіденційність, що може вимагати коригування, особливо для батьків, які звикли бути тісно залученими до життя дитини.

6. Роль батьків та опікунів:
- **Відпускати поступово**: заохочувати самостійність не означає відмовлятися від підтримки. Батьки повинні знайти баланс між заохоченням незалежності та наданням необхідної допомоги.

Перехід від педіатричної до дорослої медицини - важливий крок. Ретельна підготовка, відкрита комунікація та постійна підтримка допоможуть зробити цей перехід максимально плавним, щоб пацієнти стали на шлях самостійного та ефективного управління своїм здоров'ям у дорослому віці.

Розділ 23

ПЕРВИННІ ІМУНОДЕФІЦИТИ

Розпізнавання основних імунодефіцитних синдромів

Синдроми імунодефіциту відносяться до групи захворювань, при яких імунна система не функціонує належним чином або є недостатньою, що робить людину вразливою до рецидивуючих, а іноді й серйозних інфекцій. Ці дефіцити можуть бути вродженими (присутніми від народження) або набутими. Раннє розпізнавання цих синдромів має важливе значення для призначення відповідного лікування та запобігання ускладненням.

1. Первинний імунодефіцит (ПІД):
ДІП, як правило, мають генетичне походження і часто з'являються в дитинстві.
- Дефіцит антитіл:
    - *Х-зчеплена глобулінемія (Брутона)*: відсутність імуноглобулінів у крові.
    - *Варіабельний загальний дефіцит*: зниження декількох типів імуноглобулінів.
- Сукупні втрати:
    - *Синдром Ді Джорджа:* відсутність або гіпоплазія тимуса, що призводить до дефіциту Т-клітин.
    - Важкий комбінований імунодефіцит (SCID): дефіцит як В-, так і Т-клітин.
- Фагоцитарна недостатність:
    - *Хронічна гранулематозна хвороба*: нездатність нейтрофілів знищувати певні бактерії або грибки.
- Імунна активація та аутозапальні синдроми:
    - *Синдром гіпер IgM*: підвищення рівня IgM і зниження інших імуноглобулінів.

2. Вторинні (або набуті) імунодефіцити:
На відміну від ДІП, вторинні імунодефіцити є наслідком зовнішніх причин.

- **ВІЛ/СНІД**: вірус імунодефіциту людини атакує і знищує клітини CD4, які необхідні для імунної відповіді.
- **Імуносупресивне лікування**: такі препарати, як кортикостероїди, імунодепресанти після трансплантації або певні протиракові засоби, можуть впливати на імунну систему.
- **Рак**: деякі види раку, зокрема лейкемія та лімфома, можуть послаблювати імунну відповідь.
- **Недоїдання**: недостатнє споживання поживних речовин може порушити імунну функцію.
- **Хронічні інфекції**: певні інфекції, такі як туберкульоз, можуть з часом послаблювати імунну систему.

Знаки, що викликають асоціації:
- Рецидивуючі або надзвичайно серйозні інфекції.
- Інфекції, викликані умовно-патогенними мікроорганізмами.
- Затримка росту або розвитку у дітей.
- Аутоімунні прояви.
- Гранульоми в різних органах.

При повторних, незвичних або важких інфекціях важливо запідозрити імунодефіцит. Для підтвердження діагнозу часто необхідне повне обстеження імунітету. Раннє лікування може значно покращити якість життя пацієнтів і знизити ризик серйозних ускладнень.

Спостереження за пацієнтом з імунодефіцитом

Регулярне спостереження за пацієнтами з імунодефіцитом має вирішальне значення для оцінки прогресування захворювання, запобігання ускладненням, коригування лікування та забезпечення загального благополуччя пацієнта. Складність цієї допомоги вимагає мультидисциплінарного підходу.

1. Регулярне клінічне обстеження:
   - **Частота консультацій**: Пацієнтам можуть знадобитися часті консультації, залежно від тяжкості їхнього стану та типу імунодефіциту.
   - **Моніторинг інфекцій**: Дуже важливо виявити будь-яку інфекцію на ранній стадії, щоб її можна було вилікувати до того, як вона погіршиться.
   - **Оцінка розвитку**: Регулярний моніторинг фізичного та розумового розвитку дітей має вирішальне значення.
2. Біологічний моніторинг:
   - **Імунологічні тести**: для оцінки функціонування та стану імунної системи.
   - **Гемограма**: для контролю рівня різних клітин крові.
   - **Серологія**: Для виявлення певних інфекцій.
3. Профілактика інфекцій:
   - **Вакцинація**: Можуть знадобитися відповідні щеплення, зокрема, щоб уникнути певних інфекцій.
   - **Протимікробна профілактика**: деяким пацієнтам може знадобитися тривала профілактика для запобігання певним інфекціям.
   - **Гігієнічні заходи**: поради щодо гігієнічних заходів, яких слід дотримуватися, щоб мінімізувати ризик інфікування.
4. Специфічні методи лікування :
   - **Замісна терапія**: наприклад, внутрішньовенні або підшкірні імуноглобуліни для пацієнтів з дефіцитом антитіл.
   - **Імуномодулюючі** препарати: для регулювання активності імунної системи.

- **Трансплантація**: наприклад, трансплантація кісткового мозку при важкому комбінованому імунодефіциті.
5. Психосоціальний супровід :
    - **Психологічна підтримка**: Багато пацієнтів та їхні сім'ї потребують психологічної підтримки, щоб допомогти їм впоратися з діагнозом і проблемами повсякденного життя.
    - **Адаптація до школи або роботи**: дітям можуть знадобитися особливі умови навчання в школі.
6. Координація з іншими фахівцями:
    - З огляду на те, що імунодефіцит може вражати різні органи і системи, часто необхідна тісна координація з іншими фахівцями (пульмонологами, гастроентерологами, дерматологами тощо).
7. Просвітницька робота з пацієнтами та сім'ями:
    - Важливо проінформувати пацієнтів та їхні сім'ї про хворобу, попереджувальні ознаки можливого інфікування, про те, як поводитися з ліками та заходи, яких слід вжити для мінімізації ризиків.

Спостереження за пацієнтами з імунодефіцитом - це складний процес, який вимагає персоналізованого підходу. Співпраця між медичними працівниками, пацієнтами та їхніми сім'ями є запорукою забезпечення найкращої якості життя таких пацієнтів.

Профілактика інфекцій у цих пацієнтів

Пацієнти з імунодефіцитом особливо вразливі до інфекцій через знижену або відсутню здатність їхньої імунної системи боротися з патогенами. Тому профілактика інфекцій є ключовим елементом в їх лікуванні. Нижче наведено кілька основних заходів для профілактики інфекцій у таких пацієнтів:

1. Відповідні щеплення:
   - Переконайтеся, що пацієнт отримує всі рекомендовані вакцини, уникаючи живих ослаблених вакцин, які можуть бути небезпечними для деяких пацієнтів з ослабленим імунітетом.
   - Відстежуйте реакцію на вакцини, щоб переконатися, що вони ефективні.
2. Протимікробна профілактика:
   - Призначайте антимікробні препарати як профілактичний захід, щоб уникнути специфічних інфекцій, особливо пацієнтам з високим ризиком.
3. Суворі заходи гігієни :
   - Дотримуйтесь належної гігієни рук, використовуючи мило і воду або дезінфікуючі засоби на спиртовій основі.
   - Уникайте торкання обличчя, особливо очей, носа та рота.
   - Тримайте рани чистими і добре прикритими.
4. Захист від респіраторних інфекцій :
   - Уникайте натовпів і громадських місць під час сезону грипу або епідемій.
   - Носіть маску під час відвідування лікарень та інших місць підвищеного ризику.
   - Заохочуйте членів сім'ї та друзів вакцинуватися проти грипу, щоб створити бар'єр захисту.
5. Безпечне електроживлення :
   - Надавайте перевагу вареним або добре вимитим продуктам.
   - Уникайте продуктів високого ризику, таких як сире м'ясо, сира риба, сирі яйця та непастеризовані молочні продукти.
6. Питна вода :
   - Переконайтеся, що ви п'єте тільки очищену або кип'ячену воду, особливо в районах, де питна вода може бути забруднена.
7. Профілактика шкірних інфекцій:
   - Уникайте тривалого купання та стоячої води.

- Використовуйте зволожуючі лосьйони, щоб запобігти обвітрюванню та розтріскуванню шкіри.
- Слідкуйте за ознаками інфекції, такими як почервоніння, жар, набряк або біль.

8. Профілактика опортуністичних інфекцій:
   - Деякі патогени, зазвичай нешкідливі для здорової людини, можуть викликати серйозні захворювання у пацієнтів з ослабленим імунітетом. Їх ідентифікація та профілактичне лікування можуть бути вкрай важливими.

9. Освіта та обізнаність:
   - Проінформуйте пацієнтів та їхні родини про ризики інфікування та профілактичні заходи, яких слід вжити.
   - Заохочуйте пацієнтів розпізнавати перші ознаки інфекції, щоб їх можна було швидко вилікувати.

10. Координація з іншими фахівцями:
    - Тісна співпраця з іншими медичними працівниками для забезпечення комплексного догляду та профілактики інфекцій.

Профілактика інфекцій у пацієнтів з імунодефіцитом вимагає проактивного, індивідуального та мультидисциплінарного підходу для забезпечення їхньої безпеки та благополуччя.

Навчання та підтримка пацієнтів та їхні сім'ї

Навчання пацієнтів та їхніх родин має важливе значення в лікуванні алергії та імунологічних захворювань. Воно має на меті не лише інформувати, але й розширювати можливості пацієнтів, роблячи їх активними учасниками процесу зміцнення власного здоров'я. Ось деякі ключові елементи такої освіти, а також стратегії надання відповідної підтримки:

1. Інформація про захворювання або алергію:
   - Надайте чітке та зрозуміле пояснення хвороби, її симптомів та перебігу.
   - Поясніть потенційні тригери або специфічні алергени, пов'язані з цим захворюванням.
2. Медикаментозне лікування:
   - Навчання правильному використанню ліків, їх дозуванню, частоті прийому та можливим побічним ефектам.
   - У разі алергії покажіть, як користуватися автоін'єктором з адреналіном, якщо він прописаний.
3. Розпізнавання попереджувальних знаків:
   - Розкажіть пацієнтам та їхнім родинам про те, як розпізнати ранні ознаки важкої алергічної реакції або загострення захворювання, і коли слід звертатися за медичною допомогою.
4. Стратегії профілактики:
   - Дайте поради щодо уникнення алергенів, правильного харчування та інших профілактичних заходів.
5. Управління страхом і тривогою:
   - Пропонує психологічну підтримку, щоб допомогти пацієнтам та їхнім сім'ям впоратися з невизначеністю, страхом і тривогою, пов'язаними з хворобою.
6. Заохочення автономії:
   - Навчати пацієнтів, особливо дітей та підлітків, поступово брати на себе відповідальність за власне здоров'я, в тому числі розпізнавати симптоми та керувати прийомом ліків.
7. Групи підтримки:
   - Направлення пацієнтів та їхніх родин до місцевих або національних груп підтримки, де вони можуть поспілкуватися з іншими людьми, які перебувають у подібних ситуаціях.

8. Освітні ресурси :
- Надавати брошури, відео, веб-сайти та інші освітні ресурси для поглиблення їхніх знань.
9. Персоналізований план дій :
- Складіть з пацієнтом план дій на випадок кризи або загострення і переконайтеся, що він чітко зрозумілий і доступний для сім'ї та друзів.
10. Сприяння відкритому діалогу :
- Заохочуйте пацієнтів та їхні сім'ї ставити запитання, ділитися проблемами та налагоджувати регулярну комунікацію з медичними працівниками.

Навчання пацієнтів та їхніх родин є фундаментальною частиною алергологічної та імунологічної допомоги. Це не тільки покращує якість життя пацієнтів, але й допомагає запобігти потенційно серйозним ускладненням. Емпатичний, терплячий і турботливий підхід має важливе значення для встановлення довірчих відносин, які будуть корисними для загального ведення пацієнта.

Розділ 24

ЯКІСТЬ ЖИТТЯ ТА ДОВГОСТРОКОВИЙ МОНІТОРИНГ

Оцінка якості життя пацієнтів з алергією та імунодефіцитом

Якість життя є важливим показником загального догляду за пацієнтом. Для тих, хто страждає на алергію або має ослаблений імунітет, стан здоров'я може мати значний вплив на фізичне, емоційне, соціальне та функціональне благополуччя. Оцінка якості їхнього життя виходить далеко за межі простого вимірювання симптомів. Ось як можна підійти до цієї оцінки:

1. Стандартизовані опитувальники :
Існують спеціальні опитувальники для оцінки якості життя пацієнтів з алергією або імунодефіцитом. Ці стандартизовані інструменти забезпечують об'єктивну оцінку на основі попередньо встановлених критеріїв. Приклади включають
- Опитувальник якості життя при алергії (AQLQ) для алергіків.
- Опитувальник якості життя для пацієнтів з імунодефіцитом (QoL-PID).

2. Фізична оцінка:
- Вимірювання впливу симптомів на повсякденну діяльність пацієнта.
- Оцініть частоту і тяжкість алергічних або інфекційних епізодів.

3. Емоційна оцінка :
- Обговоріть почуття страху, тривоги, депресії або ізоляції, які можуть супроводжувати ці стани.
- Оцініть рівень стресу пацієнта у зв'язку з його хворобою та її наслідками.

4. Соціальний вплив:
- Вивчіть, як стан впливає на здатність пацієнта брати участь у соціальній діяльності, навчанні або роботі.
- Обговоріть будь-які труднощі, що виникли в міжособистісних стосунках внаслідок хвороби.

5. Функціональна оцінка :
   - Визначити, наскільки стан обмежує здатність пацієнта виконувати повсякденні завдання, наприклад, одягатися, їсти або пересуватися.
6. Задоволеність доглядом :
   - Оцінити задоволеність пацієнтів медичним обслуговуванням, лікуванням та спілкуванням з медичними працівниками.
7. Економічні аспекти :
   - Зрозуміти, як хвороба впливає на фінансове становище пацієнта з точки зору витрат на лікування, вихідних та інших фінансових факторів.
8. Освітні аспекти :
   - Оцініть розуміння пацієнтом свого стану, доступних методів лікування і того, як він може керувати своєю хворобою на щоденній основі.
9. Відгуки рідних і близьких:
   - Іноді отримання інформації від членів сім'ї або близьких друзів може дати інший погляд на те, як хвороба впливає на життя пацієнта.
10. Регулярний моніторинг :
    - Оцінка якості життя не повинна бути одноразовим заходом. Її слід проводити регулярно, щоб відстежувати прогрес пацієнта, коригувати лікування та забезпечувати врахування мінливих потреб пацієнта.

Оцінка якості життя пацієнтів з алергією та імунодефіцитом має важливе значення для надання комплексної та персоналізованої допомоги. При цьому враховуються не лише фізичні симптоми, але й емоційні, соціальні та функціональні проблеми, з якими можуть стикатися пацієнти. Багатовимірний підхід у поєднанні з активним та емпатичним слуханням забезпечує оптимальний догляд та покращує загальне самопочуття пацієнта.

Дії для покращення самопочуття пацієнта

Покращення самопочуття пацієнтів, особливо тих, хто страждає на алергію або імунологічні захворювання, вимагає комплексного підходу, який охоплює лікування фізичних симптомів, психологічну підтримку та врахування соціальних і екологічних аспектів. Ось деякі заходи, які можуть допомогти поліпшити самопочуття таких пацієнтів:

1. Медичні втручання:
   - **Оптимізація лікування**: Забезпечення того, щоб пацієнт отримував найбільш відповідне до його стану лікування, регулярно коригуючи його за необхідності.
   - **Терапевтичне навчання**: інформування пацієнтів про їхню хворобу, методи лікування та найкращі способи подолання симптомів.
   - **Профілактика**: запропонувати відповідні вакцини та інші заходи для запобігання інфекціям у пацієнтів з ослабленим імунітетом.
2. Психологічна підтримка:
   - **Індивідуальна терапія**: може допомогти впоратися з тривогою, депресією або будь-якими іншими психологічними проблемами, пов'язаними з хворобою.
   - **Групи підтримки**: вони можуть стати платформою для обміну досвідом та отримання емоційної підтримки.
   - **Методи релаксації**: медитація, усвідомленість та інші техніки можуть допомогти впоратися зі стресом.
3. Освіта та обізнаність:
   - **Освітні семінари**: організація семінарів, які допомагають пацієнтам зрозуміти свій стан і те, як ним керувати.

- **Підвищення обізнаності громадськості:** підвищення обізнаності громадськості про проблеми, з якими стикаються люди з алергією або імунодефіцитом, може допомогти їм інтегруватися в суспільство.

4. Адаптація до навколишнього середовища :
   - Порадьте, як модифікувати житло, щоб зменшити кількість алергенів, наприклад, використовувати чохли для захисту від пилових кліщів, очистити повітря тощо.
   - Сприяння створенню робочих місць, пристосованих для людей з важкими формами алергії.

5. Соціальне втручання:
   - Сприяння доступу до таких послуг, як домашня підтримка або реабілітаційні послуги.
   - Пропонувати програми професійної реінтеграції для тих, хто був змушений перервати свою кар'єру через хворобу.

6. Харчування:
   - Пропонуйте дієтичні поради, щоб уникнути харчових алергенів і сприяти збалансованому харчуванню.
   - Заохочуйте харчові звички, які підтримують імунну систему.

7. Фізична активність :
   - Заохочуйте відповідну регулярну фізичну активність, яка може покращити загальне самопочуття та зміцнити імунну систему.

8. Додаткові втручання :
   - **Додаткові методи лікування:** такі як акупунктура, ароматерапія або масаж, які можуть допомогти поліпшити самопочуття.
   - **Інтегративна медицина:** поєднання традиційних та альтернативних методів лікування для цілісного підходу.

9. Регулярний моніторинг :
- Регулярні візити до лікаря загальної практики або спеціалізованої медичної сестри для оцінки прогресування захворювання та коригування втручань.
10. Використання технологій :
- Пропонуйте цифрові додатки або платформи для моніторингу симптомів, прийому ліків або телемедицини.

Покращення добробуту пацієнтів вимагає багатовимірного, орієнтованого на пацієнта підходу. Розуміючи індивідуальні потреби кожного пацієнта та пропонуючи цілеспрямовані втручання, можна покращити якість їхнього життя та допомогти їм ефективно контролювати свій стан.

Довгостроковий моніторинг та міркування для нормального життя

Тривале спостереження за пацієнтами з алергією або імунними розладами має важливе значення для забезпечення оптимальної якості життя. Життя з такими станами часто вимагає коригування, але за умови належного лікування більшість пацієнтів можуть вести максимально нормальний спосіб життя. Ось деякі ключові моменти, які слід враховувати для довгострокового моніторингу та сприяння нормальному життю:

1. Регулярні медичні консультації:
- Регулярні візити дозволяють контролювати перебіг хвороби, коригувати лікування та виявляти будь-які ускладнення.

2. Безперервна освіта:
- Пацієнтів необхідно регулярно інформувати про останні відкриття та рекомендації, що стосуються їхнього стану.
- Вивчення попереджувальних ознак загострення або алергічної реакції може допомогти у ранньому втручанні.
3. Самоуправління :
- Навички самоконтролю, такі як розпізнавання тригерів алергії або управління прийомом ліків, мають вирішальне значення.
4. Психосоціальна підтримка:
- Життя з алергією або імунодефіцитом може мати вплив на психічне здоров'я. Доступ до психологічної підтримки, чи то через терапію, чи то через групи підтримки, є дуже важливим.
5. Соціальна інтеграція:
- Заохочуйте участь у соціальних, спортивних і культурних заходах, вживаючи при цьому необхідних запобіжних заходів.
- Підвищення обізнаності про особливі потреби пацієнта серед родини та друзів, вчителів та роботодавців.
6. План дій на випадок надзвичайної ситуації :
- Усі пацієнти з ризиком серйозних реакцій, таких як анафілаксія, повинні мати чітко визначений план дій в екстрених ситуаціях, який слід довести до відома оточуючих.
7. Здоровий спосіб життя :
- Збалансоване харчування, регулярні фізичні вправи та достатній сон можуть покращити загальне самопочуття та зміцнити імунну систему.
8. Конкретні запобіжні заходи :
- Наприклад, пацієнтам з харчовою алергією потрібно навчитися уважно читати етикетки, а тим, хто страждає від алергії на навколишнє середовище, може знадобитися пристосувати своє житло.

9. Переходи догляду :
   - Забезпечення плавного переходу від педіатричної до дорослої допомоги.
10. Прихильність до лікування:
    - Використовуйте нагадування, додатки або інші інструменти, щоб переконатися, що ліки приймаються за призначенням.
11. Робота в мережі:
    - Підключення пацієнтів до асоціацій або груп підтримки, що спеціалізуються на їхньому захворюванні, може стати цінним джерелом порад і товариського спілкування.
12. Професійні та академічні міркування :
    - Залежно від тяжкості стану, деяким пацієнтам може знадобитися відлучка на роботу або навчання.
13. Подорожі та відпочинок :
    - Пацієнтів слід проінформувати про запобіжні заходи, яких слід вжити під час подорожі, наприклад, прийняти додаткові ліки або перевірити медичні заклади в місці призначення.

Метою довготривалого догляду є надання пацієнтам можливості жити якомога більш нормальним життям, незважаючи на труднощі, пов'язані з їхнім захворюванням. Це вимагає тісної співпраці між доглядальниками, пацієнтами, їхніми сім'ями та суспільством в цілому для створення середовища, в якому пацієнти можуть процвітати, керуючи своїм здоров'ям.

Виклики та успіхи історій пацієнтів

Історії пацієнтів з алергією або імунними розладами можуть значно відрізнятися залежно від їхнього індивідуального досвіду, стану здоров'я, оточення та медичної допомоги. Кожна історія унікальна, але вони часто мають спільні виклики, а також моменти успіху та надії. Ось лише деякі з викликів та успіхів, які найчастіше зустрічаються:

Виклики

Діагноз: деякі пацієнти можуть роками не мати точного діагнозу, що може призвести до розчарування та ускладнень.

Стигматизація та нерозуміння: люди з харчовою алергією або іншими захворюваннями можуть зіткнутися з нерозумінням або применшенням їхніх проблем з боку оточуючих або суспільства в цілому.

Щоденні обмеження: Уникнення поширених алергенів або управління ослабленою імунною системою може призвести до обмежень у повсякденному житті, починаючи від дієти і закінчуючи участю в певних видах діяльності.

Побічні ефекти лікування: Ліки та інші втручання можуть мати неприємні або серйозні побічні ефекти.

Психологічна підтримка: життя з хронічним захворюванням може мати наслідки для психічного здоров'я, включаючи стрес, тривогу і депресію.

Медичні витрати: медичні консультації, лікування та процедури можуть бути дорогими, що створює фінансовий тиск на пацієнтів.

Успіхи та моменти надії:

Встановлення діагнозу: Для багатьох людей встановлення точного діагнозу приносить полегшення, оскільки дає напрямок для лікування.

Пошук ефективного лікування: пошук ефективного лікування або втручання може значно покращити якість життя.

- **Спільноти підтримки**: групи підтримки та онлайн-спільноти можуть бути цінним джерелом порад, дружби та розуміння.
- **Освіта та обізнаність**: Просвітницька робота з родичами та громадою розширює розуміння та співчуття до цього стану.
- **Моменти нормального життя**: чи то вживання їжі без алергічної реакції завдяки імунотерапії, чи то участь у заходах, не турбуючись про контакт з алергеном, - ці моменти, коли хвороба не визначає їхнє існування, є цінними для пацієнтів.
- **Внесок у дослідження**: деякі пацієнти вирішують взяти участь у клінічних випробуваннях, роблячи цінний внесок у розвиток медицини та відкриття нових методів лікування.
- **Надихаючі історії**: Багато пацієнтів використовують свій досвід, щоб навчати, надихати та підтримувати інших - через блоги, конференції чи волонтерство.

Виклики та успіхи пацієнтів алергології та імунології підкреслюють стійкість, мужність і рішучість, які багато людей демонструють перед обличчям негараздів зі здоров'ям. Їхні історії можуть надихати та навчати інших, а також підкреслюють важливість ретельного медичного менеджменту та постійних досліджень у цих галузях.

Розділ 25

ГЕНЕТИЧНІ АСПЕКТИ АЛЕРГОЛОГІЇ ТА ІМУНОЛОГІЇ

Генетика алергії та імунодефіцити

Генетика відіграє важливу роль у схильності людей до алергії та імунодефіцитів. Хоча навколишнє середовище та інші фактори також відіграють певну роль, дослідження показали, що генетика може підвищувати ризик розвитку цих станів. Ось огляд зв'язків між генетикою, алергією та імунодефіцитами:

Генетика та алергія :

Атопія: Атопія - це генетична схильність до розвитку алергії. Якщо один або обоє батьків страждають на атопію (тобто мають в анамнезі астму, алергічний риніт або екзему), ризик розвитку алергії у їхньої дитини підвищується.

Поліморфізми: дослідження виявили специфічні поліморфізми (генетичні варіації), пов'язані з підвищеним ризиком алергії. Ці поліморфізми можуть впливати на те, як імунна система розпізнає алергени та реагує на них.

Дослідження близнюків: дослідження монозиготних (однояйцевих) близнюків показали вищу конкордантність алергії, ніж дизиготних (різнояйцевих) близнюків, що свідчить про сильний генетичний компонент.

Генетика та імунодефіцити:

Первинні імунні дефіцити (ПІД): ці дефіцити, як правило, спричинені успадкованими генетичними мутаціями, які впливають на розвиток або функцію імунної системи. Ідентифіковано понад 300 різних типів ПІД, багато з яких пов'язані з певними генетичними мутаціями.

Спадкова передача: способи передачі DIP можуть бути аутосомно-рецесивними, аутосомно-домінантними або зчепленими з Х-хромосомою. Розуміння способу успадкування допомагає лікарям консультувати сім'ї щодо ризику для інших членів сім'ї або майбутніх дітей.

Генетичне консультування: Генетичне консультування часто рекомендується сім'ям з ПНП в анамнезі, щоб оцінити ризик для теперішніх і майбутніх членів сім'ї та надати інформацію про планування сім'ї та варіанти лікування.

Виклики та поточні дослідження:
Технологічний прогрес, зокрема геномне секвенування наступного покоління, дає змогу відкривати нові гени, пов'язані з алергією та ЗЗК. Ці відкриття можуть допомогти :
- Розуміння основних механізмів розвитку алергії та ПІД.
- Виявляйте осіб з групи ризику до того, як з'являться симптоми.
- Розробити нові методи лікування, спрямовані на усунення генетичних причин.

Хоча навколишнє середовище, вплив алергенів та інші фактори відіграють певну роль у розвитку алергії та імунодефіцитів, генетика є ключовим компонентом. Дослідження продовжують розширювати наше розуміння генетичних зв'язків, пропонуючи нові перспективи для діагностики, профілактики та лікування цих станів.

Генетичне консультування для сімей

Генетичне консультування - це процес, який допомагає окремим особам або сім'ям зрозуміти ризики генетичних захворювань. Воно спрямоване на інформування та надання рекомендацій щодо наслідків, природи, профілактики, скринінгу та діагностики генетичних захворювань. Ось огляд генетичного консультування для сімей:

Цілі генетичного консультування:
Освіта: Надання детальної інформації про захворювання або генетичний стан, про який йде мова.
Оцінка ризику: оцінка ризику розвитку або передачі генетичного захворювання.
Консультування: допомога людям у прийнятті обґрунтованих рішень щодо скринінгу, лікування та планування сім'ї.
Підтримка: Надання емоційної підтримки особам або сім'ям, які зіткнулися з діагнозом або ризиком генетичного захворювання.

Процес генетичного консультування :
Збір анамнезу: збір детальної інформації про медичний та сімейний анамнез для оцінки генетичного ризику.
Інтерпретація історії: Аналіз зібраної інформації для виявлення закономірностей або ризиків генетичних захворювань.
Просвітництво: Пояснення шляхів передачі захворювання, його поширеності, симптомів, а також методів скринінгу та лікування.
Обговорення наслідків: вивчення наслідків генетичного ризику для людини, її дітей або інших членів сім'ї.
Прийняття рішень: Обговорення різних доступних варіантів, таких як генетичне тестування, медичний моніторинг, профілактичні втручання або рішення про продовження роду.
Психологічна підтримка: допомога у подоланні стресу, страху, провини чи інших емоцій, пов'язаних з генетичним ризиком.

Генетичне тестування :
- Ці тести можуть підтвердити діагноз, оцінити ризик розвитку захворювання або визначити ризик передачі хвороби нащадкам.
- Генетичний консультант надає інформацію про переваги, ризики та обмеження генетичного тестування.

Проблеми генетичного консультування :
- **Складність інформації**: генетика може бути складною, і деяким людям або сім'ям може бути важко повністю зрозуміти її наслідки.
- **Сильні емоції**: Дізнавшись, що ви є носієм гена, схильного до захворювання, ви можете спровокувати сильну емоційну реакцію.
- **Складні рішення**: Деякі люди можуть зіткнутися зі складними рішеннями щодо скринінгу, профілактики або продовження роду.

Генетичне консультування є цінним інструментом, який допомагає окремим особам і сім'ям зрозуміти та управляти ризиками, пов'язаними з генетичними захворюваннями. Емпатичний, інформативний та орієнтований на пацієнта підхід є важливим для підтримки людей у цьому часто складному та емоційному процесі.

Технологічний прогрес та генетичне тестування

Технологічний прогрес революціонізував сферу генетичного тестування, уможлививши безпрецедентні відкриття та клінічні застосування. Пропонуємо огляд основних інновацій та наслідків у цій галузі:

1. Секвенування наступного покоління (NGS) :
    Опис: NGS дозволяє одночасно секвенувати мільйони фрагментів ДНК.
    Вплив: Це зробило секвенування геному людини набагато швидшим і дешевшим, проклавши шлях до більш доступних генетичних тестів і глибших аналізів.
2. Генетичні панелі :
    Опис: Замість того, щоб тестувати один ген за раз, генетичні панелі тестують кілька генів одночасно, як правило, пов'язаних зі станом або групою станів.
    Вплив: Панелі дозволяють виявляти мутації в рідкісних або неочікуваних станах, покращуючи діагностику та лікування.
3. Генетичне тестування безпосередньо для споживача:
    Опис: Ці тести, такі як 23andMe або AncestryDNA, дозволяють споживачам відправити зразок слини для отримання генетичної інформації, не звертаючись до медичного працівника.
    Вплив: вони популяризували генетику серед широкої громадськості, хоча їхня клінічна корисність іноді є предметом дискусій.
4. CRISPR-Cas9:
    Опис: Технологія геномної модифікації, яка може бути використана для цілеспрямованого націлювання та модифікації сегментів ДНК в геномі.
    Вплив: Він має потенціал для лікування генетичних захворювань шляхом виявлення та виправлення мутацій, що викликають захворювання.
5. Фармакогенетика:
    Опис: Вивчення того, як гени людини впливають на її реакцію на наркотики.

Вплив: Це уможливлює персоналізовану медицину, де лікування може бути пристосоване до генетичного складу людини, щоб максимізувати ефективність і мінімізувати побічні ефекти.

6. Біоінформатика :

Опис: Використання програмного забезпечення та математичних інструментів для інтерпретації та аналізу генетичних даних.

Вплив: Біоінформатика необхідна для обробки та інтерпретації величезних обсягів даних, отриманих за допомогою таких методів, як NGS.

7. Неінвазивні пренатальні тести :

Опис: тести, які використовують простий зразок материнської крові для перевірки циркулюючої ДНК плоду на наявність певних генетичних станів.

Вплив: Вони пропонують менш ризикований варіант, ніж інвазивні методи, такі як амніоцентез.

Виклики та етичні міркування :

Незважаючи на досягнення, все ще існують виклики та етичні проблеми, пов'язані з генетичним тестуванням, зокрема:

- Приватність та конфіденційність генетичних даних.
- Можлива генетична дискримінація.
- Спосіб донесення інформації до пацієнтів.
- Інтерпретація генетичних варіантів невідомого значення.
- Психологічні наслідки генетичного діагнозу.

Технологічний прогрес трансформував сферу генетичного тестування, відкривши нові можливості для діагностики, лікування та профілактики захворювань. Однак ці досягнення також супроводжуються значними викликами, які необхідно вирішувати етично та відповідально.

Етика та соціальні наслідки генетика в алергології

Етика в генетиці, особливо в галузі алергології, має вирішальне значення, оскільки генетична інформація може мати глибокі наслідки не лише для окремої людини, але й для її сім'ї та суспільства в цілому. Ось деякі з етичних питань та соціальних наслідків, пов'язаних з генетикою в алергології:

1. Конфіденційність і приватність :
    Генетична інформація є надзвичайно особистою. Дуже важливо забезпечити захист цих даних і не розголошувати їх без згоди пацієнта.
2. Генетична дискримінація :
    Існує законне занепокоєння, що генетична інформація може бути використана для дискримінації людей у сфері зайнятості, страхування та інших сферах. Деякі країни прийняли закони для захисту від цієї форми дискримінації.
3. Інформована згода :
    Перед проходженням генетичного тестування пацієнти повинні бути повністю поінформовані про наслідки, ризики та потенційні переваги. Вони повинні розуміти можливі наслідки виявлення генетичної схильності до алергії чи іншого захворювання.
4. Інформація для сім'ї:
    Якщо виявляється, що людина є носієм генетичної мутації, яка схильна до сильної алергії, це має наслідки для близьких родичів, які також можуть бути в групі ризику. Як, коли і кому повідомляти цю інформацію, стає складним етичним питанням.
5. Генетичне тестування дітей:
    Чи слід тестувати дітей на генетичну схильність до алергії, особливо якщо ніяке втручання

неможливе до досягнення ними дорослого віку? Психологічні та соціальні наслідки такої інформації повинні бути ретельно зважені.
6. Психосоціальні наслідки :
   Виявлення генетичної схильності може вплинути на самооцінку та особисту ідентичність, а також призвести до тривоги або стресу.
7. Генетичні рекомендації щодо лікування :
   Якщо людина має генетичну схильність до алергії, чи може це вплинути на рекомендації щодо лікування, наприклад, на уникнення певних видів терапії або надання переваги певним втручанням? І якщо так, то які етичні наслідки такої практики?
8. Маркетинг генетичних тестів :
   З поширенням генетичного тестування безпосередньо у споживача, як ми можемо гарантувати, що ці тести є точними, надійними та використовуються етично?
9. Рівність і доступ :
   Доступ до генетичного тестування та подальшого лікування може відрізнятися залежно від ресурсів, географічного розташування або інших соціально-економічних факторів. Як можна гарантувати рівний доступ до цих життєво важливих ресурсів?

Перетин генетики та алергології відкриває захоплюючі можливості для покращення догляду за пацієнтами. Однак він також піднімає важливі етичні питання, які необхідно ретельно розглянути і вирішити, щоб гарантувати, що ці досягнення принесуть користь усім і поважатимуть права і гідність людей.

Розділ 26

ШКІРНІ ПРОЯВИ В АЛЕРГОЛОГІЇ

Кропив'янка та ангіоневротичний набряк

Кропив'янка та ангіоневротичний набряк - це два шкірні прояви, пов'язані з вивільненням гістаміну та інших медіаторів запалення в дермі. Ці стани можуть виникати разом або окремо.

Вулики.
Визначення
Кропив'янка характеризується раптовою появою піднятих, червоних, свербячих ділянок, часто оточених еритемою. Ці бляшки, відомі як уртикарні папули, можуть мати різний розмір і форму.
Причини
Кропив'янка може бути спровокована різними факторами, в тому числі :
- Алергічні реакції (харчові, медикаментозні, укуси комах)
- Контакт з певними речовинами (латекс, кропива)
- Фізичні умови (тиск, холод, спека, сонце, фізичні навантаження)
- Інфекції (вірусні, бактеріальні, паразитарні)
- Стрес
- Певні захворювання (вовчак, деякі види раку, захворювання щитовидної залози)
- У багатьох випадках точна причина не встановлена.

Типи
- **Гостра кропив'янка**: триває менше 6 тижнів, як правило, через певну причину.
- **Хронічна кропив'янка**: триває понад 6 тижнів, часто без встановленої причини.

Ангіоневротичний набряк
Визначення
Ангіоневротичний набряк - це глибше запалення шкіри, часто пов'язане з кропив'янкою. Він проявляється раптовим набряком глибоких шарів шкіри, особливо навколо очей і губ, а також на руках, ногах і горлі.
Причини
Тригери подібні до тригерів кропив'янки і можуть включати алергічні реакції, прийом ліків (наприклад, інгібіторів АПФ) та спадкові фактори.
Ризики
Ангіоневротичний набряк може бути небезпечним, якщо він викликає набряк горла, що ускладнює прохідність дихальних шляхів.
Лікування
Лікування кропив'янки та ангіоневротичного набряку спрямоване на полегшення симптомів та уникнення виявлених тригерів. Для зменшення свербежу та запалення часто призначають антигістамінні препарати. У важких випадках можуть знадобитися пероральні кортикостероїди. При ангіоневротичному набряку, пов'язаному з респіраторними проблемами, необхідне термінове медичне втручання.

Кропив'янка та ангіоневротичний набряк - поширені захворювання, які можуть мати значний вплив на якість життя людини. Розуміння потенційних тригерів, симптомів та відповідного лікування має важливе значення для ефективного управління цими станами. У разі стійких або тяжких симптомів рекомендується звернутися до лікаря.

Атопічний дерматит та екзема

Атопічний дерматит (який часто називають атопічною екземою) - це хронічне захворювання шкіри, яке може викликати свербіж і запалення шкіри. Це частина групи алергічних захворювань, яка також включає астму, алергічний риніт та кропив'янку. Термін "екзема" часто використовується як взаємозамінний з терміном "атопічний дерматит", хоча насправді він відноситься до ширшої групи запальних дерматологічних захворювань.

Атопічний дерматит
Симптоми
- Почервоніння
- Інтенсивний свербіж
- Суха, луската або груба шкіра
- Невеликі горбки або пухирці, які можуть сочитися або утворювати струпи
- Запалення та набряк
- Пігментація (часто у людей з темною шкірою)

Причини та тригери :
Точна причина атопічного дерматиту невідома, але вона, ймовірно, пов'язана з поєднанням генетичних факторів та факторів навколишнього середовища. Поширені тригери включають
- Алергени (пилок, пилові кліщі, пліснява, тварини)
- Подразники (мило, миючі засоби, парфуми)
- Кліматичні зміни (холод або посуха)
- Стрес
- Шкірні інфекції

Лікування:
Лікування спрямоване на зменшення свербежу, запобігання спалахам та зволоження шкіри.
- Зволожуючі та пом'якшувальні засоби
- Місцеві кортикостероїди для зменшення запалення
- Антигістамінні препарати для контролю свербежу
- Імуносупресивні препарати у важких випадках
- Терапії на основі світла (фототерапія)
- Уникнення відомих тригерів

Екзема

Хоча термін "екзема" часто використовується для опису атопічного дерматиту, насправді він відноситься до групи запальних захворювань шкіри, які також включають :

- **Контактний дерматит**: викликаний контактом з подразниками або алергенами.
- **Нуммулярна (або дискоїдна) екзема:** характеризується круглими лускатими плямами.
- **Дисгідротична екзема**: невеликі пухирці на руках і ногах.
- **Себорейна екзема**: червоні плями з жовтуватими лусочками, часто на волосистій частині голови або обличчі.

Атопічний дерматит та інші форми екземи можуть мати значний вплив на якість життя. Хоча остаточного лікування не існує, існує багато варіантів лікування для полегшення симптомів. Важливо тісно співпрацювати з дерматологом або алергологом, щоб скласти індивідуальний план лікування.

Шкірні тести: методи та інтерпретація

Шкірні тести широко використовуються в алергології для визначення того, чи є у людини алергія на певну речовину. Ці тести передбачають введення невеликої кількості підозрюваного алергену під шкіру і спостереження за реакцією.

Методи тестування шкіри :
- **Тест на укол** (або прокол) :
   Крапля, що містить алерген, наноситься на шкіру, зазвичай на передпліччя або спину.

- Шкіру під краплею акуратно проколюють маленькою голкою або ланцетом.
- Якщо виникає алергічна реакція, протягом 15-20 хвилин з'являється папула (підвищення шкіри), оточена червонуватою зоною.

Внутрішньошкірний тест :
- Невелика кількість алергену вводиться безпосередньо в дерму за допомогою тонкого шприца.
- Цей метод є більш чутливим, ніж прик-тест, але він також частіше дає хибнопозитивні реакції. Його часто використовують для тестування на алергію на ліки або отрути комах.

Тест виправлення :
- Алергени наносяться на пластирі, які потім приклеюються до шкіри, зазвичай на спині.
- Ці пластирі зазвичай залишають на 48 годин, після чого їх знімають і проводять перше вимірювання. Повторне вимірювання часто проводиться через 72-96 годин після нанесення пластиру.
- Використовується для діагностики алергічного контактного дерматиту.

Інтерпретація результатів :
- **Позитивна реакція**: поява папули, що часто супроводжується почервонінням і свербінням. Розмір папули часто вимірюють. Більша реакція свідчить про більшу чутливість, але це не обов'язково передбачає тяжкість симптомів у разі фактичного контакту з алергеном.
- **Негативна реакція**: немає папул або почервоніння. Це означає, що пацієнт не має сенсибілізації до досліджуваного алергену.
- **Сумнівна або хибнопозитивна реакція**: невелика реакція, яка може бути викликана іншими

факторами, окрім алергії, наприклад, подразненням.
- **Хибнонегативна реакція**: відсутність реакції, хоча пацієнт має алергію. Це може статися, якщо пацієнт приймає антигістамінні препарати або якщо тест проведено неправильно.

Запобіжні заходи:
- Деякі ліки, зокрема антигістамінні препарати, можуть впливати на результати шкірних тестів, тому їх слід відмінити перед проведенням тесту за рекомендацією лікаря.
- Шкірні проби не слід проводити під час загострення важкої форми екземи або якщо пацієнт нещодавно переніс анафілактичну реакцію.

Шкірні тести є цінним інструментом для виявлення алергенів, що викликають алергічні симптоми. Однак, щоб отримати точні результати та уникнути ускладнень, їх повинен проводити та інтерпретувати фахівець з алергології, який має відповідну підготовку.

Лікування та догляд шкірні прояви

Алергічні захворювання шкіри, такі як кропив'янка, атопічний дерматит (екзема) та контактний дерматит, потребують цілеспрямованого лікування для контролю симптомів, запобігання загостренням та покращення якості життя пацієнтів. Нижче наведено огляд лікування та менеджменту цих станів:

1. Кропив'янка:
   - **Антигістамінні препарати**: це основа лікування. Антигістамінні препарати другого покоління, такі як цетиризин, фексофенадин і лоратадин, є

кращими, оскільки вони викликають менше сонливості.

Пероральні кортикостероїди: застосовуються при сильних спалахах кропив'янки, але тривалого застосування уникають через побічні ефекти.

Омалізумаб: моноклональне антитіло, що використовується для лікування хронічної спонтанної кропив'янки, яка не реагує на антигістамінні препарати.

2. Атопічний дерматит (екзема):

Зволоження: регулярне застосування пом'якшувальних засобів допомагає відновити шкірний бар'єр і запобігти сухості.

Місцеві кортикостероїди: використовуються для зменшення запалення. Сила стероїду підбирається відповідно до тяжкості екземи.

Місцеві інгібітори кальциневрину: такролімус і пімекролімус можуть застосовуватися у випадках непереносимості або резистентності до кортикостероїдів.

Дупілумаб: моноклональне антитіло, що використовується для лікування атопічного дерматиту середнього та важкого ступеня у дорослих та деяких підлітків.

Фототерапія: контрольоване опромінення ультрафіолетом для лікування важкої форми екземи.

3. Контактний дерматит:

Уникнення алергену: Після виявлення алергену за допомогою прик-тесту пацієнт повинен уникати будь-якого контакту з ним.

Місцеві кортикостероїди: використовуються для зменшення запалення.

Вологі компреси: допомагають зменшити запалення і полегшити симптоми.

Загальні заходи :

- **Навчання пацієнтів**: Пацієнти повинні бути поінформовані про природу свого стану, потенційні тригери, а також про те, як лікувати та запобігати загостренням.
- **Уникайте подразників**: Парфуми, барвники, певні види мила та миючих засобів можуть погіршити шкірні симптоми. Використовуйте гіпоалергенні засоби без ароматизаторів.
- **Контроль свербежу**: коротко **стригти** нігті, приймати антигістамінні препарати та уникати тригерів може допомогти контролювати свербіж.
- **Психотерапія**: стрес може бути тригером для певних шкірних захворювань. Управління стресом за допомогою медитації, релаксації або психотерапії може бути корисним.

Лікування шкірних захворювань часто вимагає мультидисциплінарного підходу із залученням дерматологів, алергологів, спеціалізованих медсестер та інших медичних працівників.

Розділ 27

НОВІ ТАРГЕТНІ МЕТОДИ ЛІКУВАННЯ

Моноклональні антитіла в алергології

Моноклональні антитіла (mAbs) - це молекули, розроблені для специфічного впливу на один білок. В алергології вони використовуються для націлювання та нейтралізації ключових молекул, що беруть участь в алергічній реакції. Ці препарати пропонують цілеспрямований підхід до лікування певних алергій та пов'язаних з ними захворювань, особливо коли стандартні методи лікування неефективні або погано переносяться.

Деякі моноклональні антитіла, що використовуються в алергології, включають:

Омалізумаб (Xolair):

Мішень: імуноглобулін Е (IgE). Зв'язуючись з IgE, омалізумаб запобігає його прикріпленню до тучних клітин і базофілів, тим самим зменшуючи вивільнення гістаміну та інших медіаторів запалення.

Показання: Алергічна астма середнього та тяжкого ступеня, хронічна спонтанна кропив'янка.

Дупілумаб (Dupixent):

Мішень: субодиниці рецепторів інтерлейкіну 4 (IL-4) та IL-13, ключових цитокінів, що беруть участь у запальній відповіді при атопічному дерматиті та астмі.

Показання: Атопічний дерматит середнього та тяжкого ступеня, еозинофільна астма, поліпоз носоглотки.

Меполізумаб (Nucala), реслізумаб (Cinqair), бенралізумаб (Fasenra):

Мішень: ІЛ-5 або його рецептор. IL-5 необхідний для виживання та функціонування еозинофілів, клітин, які відіграють ключову роль у певних типах астми.

Показання: Тяжка еозинофільна астма.

Тезепелумаб:

Мішень: Тимусовий стромальний лімфопоетин (TSLP), висхідний цитокін, який відіграє важливу роль в ініціюванні алергічних запальних реакцій.

Показання: Тяжка, неконтрольована астма.

Переваги мАт в алергології:

Цілеспрямоване **лікування**: Це лікування точно спрямоване на конкретні шляхи, що беруть участь в алергічній патології.

Тривала відповідь: у деяких пацієнтів може спостерігатися тривала відповідь навіть після припинення лікування.

Добре переноситься: Менше системних побічних ефектів, ніж у інших імуносупресивних методів лікування.

Обмеження:

Вартість: мАБ зазвичай дорогі.

Спосіб застосування: Більшість з них потребують ін'єкційного введення.

Варіативні відповіді: не всі пацієнти реагують на терапію або отримують користь від неї.

Доступність і використання моноклональних антитіл в алергології зробило революцію в лікуванні деяких важких алергічних захворювань. З розвитком досліджень, ймовірно, будуть визначені інші мішені та моноклональні антитіла, які стануть доступними для лікування ще ширшого спектру алергічних та імунологічних захворювань.

Специфічна імунотерапія: останні досягнення

Специфічна імунотерапія (СІТ) або десенсибілізація алергенами - це терапевтичний підхід, який вже понад століття використовується для лікування деяких видів алергії. Він передбачає поступове введення пацієнту зростаючих доз специфічного алергену з метою модифікації імунної відповіді на цей алерген і зменшення або навіть усунення симптомів при подальшому контакті з ним.

Ось деякі з останніх досягнень у специфічній імунотерапії:
- Сублінгвальні ІПСШ (SLIT):
  - СЛІТ є альтернативою ін'єкційній імунотерапії (SCIT). Застосовується у формі таблеток або крапель під язик.
  - Продукти SLIT схвалені для захисту від пилку трав, дерев, пилових кліщів та інших алергенів.
- СТІ при харчовій алергії:
  - Дослідження показали багатообіцяючі результати пероральної ТІТ при алергії на молоко, яйця, арахіс та інші харчові продукти.
  - У 2020 році в США було схвалено перший препарат ЗВТ для лікування алергії на арахіс - Palforzia.
- ITS разом узяті:
  - Для пацієнтів з алергією на кілька видів пилку або алергенів вивчаються методи лікування, що поєднують кілька алергенів.
- Оптимізація протоколу:
  - Вивчаються нові підходи, спрямовані на скорочення тривалості СІТ з одночасним

підвищенням її ефективності та безпеки, такі як високодозова СІТ та надшвидка СІТ.

Добавки та нові рецептури:

Проводяться дослідження з метою підвищення ефективності та безпеки СІТ шляхом використання ад'ювантів (сполук, що підсилюють імунну відповідь) або модифікації структури алергенів.

ІПСШ при тяжкій астмі:

Хоча СІТ традиційно використовується для лікування респіраторної алергії легкого та середнього ступеня тяжкості, зараз проводяться дослідження для оцінки її ефективності у більш тяжких хворих на астму.

Використання біотехнологій:

Триває розробка модифікованих алергоїдів (алергенів, модифікованих у лабораторії для зменшення їхньої здатності викликати алергічну реакцію, але зі збереженням здатності викликати імунну відповідь).

Індивідуальні підходи:

З ростом розуміння генетики та біології алергії вивчаються персоналізовані підходи СІТ, засновані на генетичному або імунологічному профілі пацієнта.

СІТ залишається одним з небагатьох методів лікування, здатних змінювати природний перебіг алергічних захворювань. Завдяки нещодавнім і майбутнім досягненням, її потенціал для лікування більшої кількості алергічних захворювань і пацієнтів більш ефективно і безпечно зростає.

Генна терапія та стовбурові клітини для лікування імунодефіцитів

Генна терапія та застосування стовбурових клітин трансформували лікування деяких первинних імунодефіцитів (ПІД), які є спадковими розладами імунної системи. Ці досягнення дають надію на лікування або навіть виліковування деяких з цих часто виснажливих, а іноді і смертельних розладів.

- Генна терапія:
    - **Принцип**: Генна терапія спрямована на виправлення дефектного гена, який викликає імунодефіцит. Зазвичай це досягається шляхом введення функціональної копії гена в клітини пацієнта.
    - **Застосування**: Генна терапія була найбільш успішною в лікуванні важкого комбінованого імунодефіциту (ТКИД), зокрема ТКИД, зчепленого з Х-хромосомою, та ТКИД, спричиненого дефіцитом АДА. Інші види ТКО також досліджуються на предмет втручання генної терапії.
    - **Методологія**: Зазвичай гемопоетичні стовбурові клітини (які дають початок усім клітинам крові) беруть у пацієнта, модифікують у лабораторії для введення потрібного гена, а потім знову вводять пацієнту.
- Трансплантація гемопоетичних стовбурових клітин (ТГСК):
    - **Принцип**: ТГСК має на меті замінити дефектну імунну систему пацієнта здоровою імунною системою, як правило, від сумісного донора.

- **Застосування**: ТГСК успішно застосовується для лікування декількох типів ЗЗОМТ, в тому числі ТКІН та хронічного септичного гранулематозу.
- **Проблеми**: Основна складність ТГСК полягає в пошуку відповідного донора. Навіть якщо є відповідність, існує ризик відторгнення або хвороби "трансплантат проти хазяїна" (ТПХ).
- Інновації та виклики:
  - **Безпека**: Ранні підходи до генної терапії були пов'язані з ризиком індукції лейкемії. Нові методи, такі як використання самоактивуючих вірусних векторів, підвищили безпеку.
  - **Редагування геному**: Такі технології, як CRISPR-Cas9, тепер дозволяють точно визначати і виправляти специфічні генетичні мутації, відповідальні за PDI.
  - **Доступність**: Хоча ці методи лікування пропонують революційний потенціал, їхня висока вартість і обмежена доступність можуть зробити їх недоступними для всіх пацієнтів.

Генна та стовбурова терапія пропонують величезний потенціал для лікування первинних імунодефіцитів. Незважаючи на те, що залишається багато проблем, постійний прогрес у цих галузях дає надію на покращення терапевтичних можливостей для пацієнтів із ПІД.

Майбутнє лікування: дослідження та інновації

Сфера алергології та імунології постійно розвивається, з'являється багато інновацій та дослідницьких проектів. Пропонуємо вам ознайомитися з тенденціями, дослідженнями та інноваціями, які можуть вплинути на майбутнє лікування в цій галузі:

- **Персоналізована терапія**: З появою геноміки та біотехнологій лікування може бути все більше пристосоване до індивідуальних особливостей людини, що дозволяє проводити більш цілеспрямовані та ефективні втручання, засновані на генетичному та імунологічному профілі пацієнта.
- **Мікробіом та імунологія**: мікробіом, зокрема мікробіом кишечника, все частіше визнається як такий, що відіграє ключову роль у модулюванні імунної системи. Майбутні дослідження можуть бути зосереджені на маніпулюванні мікробіомом для лікування або профілактики алергічних та імунологічних захворювань.
- **Імунотерапія нового покоління**: наразі розробляються нові методи введення, такі як шкірні пластирі або сублінгвальні таблетки, а також імунотерапія новими алергенами.
- **Генна та клітинна терапія**: як згадувалося вище, ці методи лікування пропонують потенціал для лікування або навіть вилікування деяких первинних імунодефіцитів.
- **Нанотехнології**: Нанотехнології можуть бути використані для більш ефективного таргетування ліків, зменшення побічних ефектів та підвищення ефективності лікування.
- **Штучний інтелект (ШІ) і предиктивна медицина**: ШІ можна використовувати для аналізу

величезних масивів даних, виявлення тенденцій або закономірностей і навіть прогнозування ризику алергії або імунодефіциту у людей.
- **Вакцини від алергії**: Проводяться дослідження з метою розробки вакцин, які могли б запобігти або зменшити тяжкість алергічних реакцій.
- **Біологічні препарати та малі молекули**: Біологічні агенти, такі як моноклональні антитіла, та цільові малі молекули продовжують розроблятися для лікування різних алергічних та імунологічних станів.
- **Освіта та обізнаність**: Оскільки алергія зростає у всьому світі, обізнаність та освіта громадськості, а також навчання медичних працівників матимуть важливе значення для запобігання та лікування цих станів.
- **Інтегративні підходи**: визнаючи, що пацієнти - це більше, ніж сума їхніх симптомів, цілісний підхід до лікування може інтегрувати харчування, психологію, фізіотерапію та інші дисципліни.

Майбутнє лікування в алергології та імунології є багатообіцяючим завдяки поєднанню нових технологій, інноваційних терапевтичних підходів та глибшому розумінню глибинних механізмів захворювання. Ключовим моментом буде інтеграція цих досягнень у спосіб, орієнтований на пацієнта, для забезпечення найвищої якості медичної допомоги.

Розділ 28

ПСИХОЛОГІЧНА ПІДТРИМКА ТА ПІДТРИМКУ

Психологічний вплив хронічна алергія

Психологічний вплив хронічної алергії часто недооцінюють. Однак ці стани, як і будь-яке хронічне захворювання, можуть мати значний вплив на психічний та емоційний стан людини. Ось кілька аспектів цього впливу:

- **Тривога і стрес**: страх перед алергенами, особливо у випадку важких форм алергії, таких як харчова алергія, коли випадковий контакт може викликати анафілаксію, може стати причиною постійного занепокоєння. Алергіки також можуть відчувати стрес, намагаючись уникнути контакту з алергеном і контролювати свої симптоми.
- **Соціальна ізоляція**: люди з харчовою алергією, наприклад, можуть уникати соціальних заходів, пов'язаних з їжею, через страх алергічної реакції. Вони також можуть відчувати себе ізольованими або незрозумілими з боку однолітків.
- **Самооцінка та образ тіла**: Симптоми алергії, такі як екзема або атопічний дерматит, можуть впливати на зовнішній вигляд, що може позначитися на самооцінці та образі тіла.
- **Депресія**: постійне лікування алергії, соціальна ізоляція та щоденні проблеми можуть призвести до відчуття смутку, відчаю і навіть депресії.
- **Втома**: Симптоми алергії, такі як закладеність або чхання, можуть порушувати сон, що призводить до хронічної втоми і зниження якості життя.
- **Вплив на повсякденне життя**: прості повсякденні дії, такі як відвідування ресторану, вибір продуктів у супермаркеті або подорож, можуть стати складними та стресовими для алергіків.

- **Емоційне виснаження**: постійна пильність, необхідна для уникнення алергенів і лікування симптомів, може призвести до емоційного виснаження.
- **Почуття розчарування**: алергіки можуть відчувати розчарування через постійні симптоми, незважаючи на всі зусилля, спрямовані на боротьбу з ними.
- **Вплив на членів сім'ї**: Батьки дітей-алергіків можуть відчувати тривогу, провину і стрес через здоров'я та безпеку своєї дитини.

Для медичних працівників дуже важливо розпізнавати і враховувати ці психологічні аспекти при наданні допомоги алергікам. Комплексний підхід, що включає психологічні та освітні втручання, може допомогти пацієнтам та їхнім родинам краще справлятися з емоційними проблемами, пов'язаними з хронічною алергією.

Управління стресом і тривогою у пацієнтів

Управління стресом і тривогою є важливою частиною загального управління пацієнтами, особливо тими, хто страждає від хронічних захворювань, таких як алергія. Тривога і стрес можуть не лише загострювати фізіологічні симптоми, але й знижувати якість життя пацієнта. Ось деякі стратегії та підходи, які допоможуть впоратися зі стресом і тривогою у пацієнтів:

- **Терапевтична освіта**: інформування пацієнтів про їхній стан і лікування може зменшити тривогу, пов'язану з невідомістю. Краще розуміння свого стану може допомогти їм відчувати себе більш контрольованими.

- **Когнітивно-поведінкова терапія (КПТ)**: КПТ - це форма психотерапії, яка допомагає людям виявити і змінити негативні думки і поведінку, які можуть бути причиною їхньої тривоги.
- **Методи релаксації**: Такі методи, як глибоке дихання, медитація і прогресивна м'язова релаксація, можуть допомогти зменшити стрес і тривогу.
- **Фізичні вправи**: Фізична активність може зменшити стрес, вивільняючи ендорфіни, які є природними знеболюючими, і допомагаючи людям відволіктися від своїх турбот.
- **Групова терапія**: приєднання до групи підтримки, де люди можуть ділитися своїм досвідом і почуттями, може забезпечити безпечний простір для висловлення проблем і навчання від інших.
- **Додаткові методи лікування**: такі підходи, як акупунктура, йога і масажна терапія, можуть допомогти деяким людям впоратися зі стресом.
- **Тайм-менеджмент**: допомогти пацієнтам організувати своє життя таким чином, щоб уникати перевтоми, робити перерви і розставляти пріоритети у своїй діяльності, може зменшити стрес.
- **Уникнення стимуляторів**: Зменшення або повна відмова від кофеїну та інших стимуляторів може допомогти зменшити тривожність у деяких людей.
- **Консультація фахівця**: У випадках сильної тривоги може знадобитися направлення до психолога або психіатра для подальшого обстеження та лікування.
- **Медикаментозне** лікування: У деяких випадках для подолання тривоги можуть бути призначені анксіолітичні або антидепресанти. Ці препарати слід призначати з обережністю та під наглядом лікаря.

- **Планування та підготовка**: Для алергіків наявність чіткого плану дій у разі контакту з алергеном може зменшити тривогу.
- **Методи біологічного зворотного зв'язку**: ці методи вчать пацієнтів контролювати певні фізіологічні функції, щоб допомогти зменшити стрес.

Дуже важливо визнати, що кожна людина є унікальною. Те, що працює для однієї людини, може не працювати для іншої. Тому для ефективного управління стресом і тривогою у пацієнтів необхідний персоналізований, цілісний підхід.

Групи підтримки та мережі самодопомоги

Групи підтримки та мережі самодопомоги відіграють важливу роль у лікуванні пацієнтів з хронічними захворюваннями, включаючи алергії та імунодефіцити. Ці групи є платформою, де пацієнти, їхні сім'ї та близькі можуть ділитися досвідом, обмінюватися інформацією та отримувати емоційну підтримку. Ось основні особливості та переваги цих груп:

- **Емоційна підтримка**: бути почутим і зрозумілим людьми, які переживають подібні ситуації, може полегшити відчуття ізоляції та стигматизації. Просто усвідомлення того, що ви не самотні, може мати надзвичайно позитивний вплив на ваше емоційне самопочуття.
- **Обмінюватися інформацією**: Групи підтримки часто пропонують багато інформації, заснованої на особистому досвіді. Учасники можуть ділитися практичними порадами, підказками та ресурсами, які їм допомогли.

- **Освіта**: ці групи часто організовують освітні сесії з медичними працівниками, щоб інформувати членів про останні досягнення медицини, нові методи лікування та найкращі практики лікування захворювань.
- **Виступають за зміни**: Групи підтримки можуть також функціонувати як групи захисту прав пацієнтів, проводячи кампанії за зміни в політиці, кращу медичну допомогу та фінансування досліджень.
- **Соціальні та розважальні заходи**: багато з цих груп організовують соціальні заходи, прогулянки або семінари, які дозволяють відволіктися від повсякденної рутини, пов'язаної з управлінням хворобою.
- **Мережування**: Групи дозволяють пацієнтам і сім'ям створювати міцні мережі підтримки, які можуть бути корисними у важкі часи, наприклад, під час кризи.
- **Зміцнення стійкості**: ділячись історіями успіху, подоланих викликів та засвоєних уроків, учасники можуть надихати та зміцнювати стійкість інших.
- **Підтримка сімей та близьких**: ці групи також надають платформу для сімей та близьких пацієнтів, дозволяючи їм зрозуміти хворобу, дізнатися, як найкраще підтримати свою близьку людину та впоратися з власним стресом.
- **Зв'язки з медичними працівниками**: деякі групи пов'язані з лікарнями або клініками і можуть сприяти встановленню зв'язків з медичними працівниками для отримання консультацій, порад або лікування.
- **Онлайн-підтримка**: з появою цифрових технологій багато груп підтримки пропонують онлайн-платформи, форуми та дискусійні групи для тих, хто не може фізично бути присутнім на зустрічах.

Приєднавшись до групи підтримки або мережі самодопомоги, пацієнти можуть не лише покращити якість свого життя, але й набути навичок та знань, які допоможуть їм ефективно управляти своїм станом. Важливо вибрати групу, яка відповідає конкретним потребам пацієнта, в атмосфері турботи і поваги.

Специфічні техніки консультування для медсестер-алергологів

Роль алергологічної медсестри виходить далеко за межі простого надання медичної допомоги. Пацієнти з алергією часто можуть відчувати тривогу, стрес або розчарування, пов'язані зі своїм станом. Консультування медсестри може допомогти таким пацієнтам краще зрозуміти, контролювати і жити з алергією. Ось деякі конкретні методи консультування, які можуть використовувати медичні сестри в алергології:

- **Активне слухання**: Уважно вислуховувати проблеми, страхи та запитання пацієнтів дуже важливо. Це не тільки надає важливу інформацію для надання допомоги, але й показує пацієнтам, що їх чують і розуміють.
- **Техніки постановки запитань**: Ставте відкриті запитання, щоб заохотити пацієнтів ділитися своїми почуттями та досвідом. Наприклад, "Як ви ставитеся до своєї алергії?" або "З якими проблемами ви стикаєтеся щодня через алергію?".
- **Підтвердження почуттів**: Визнання і схвалення почуттів пацієнта може допомогти зміцнити терапевтичний зв'язок і зменшити тривогу.
- **Освіта**: Надання чіткої та зрозумілої інформації про алергію, її причини, тести, лікування та

профілактичні заходи. Це може допомогти розкрити таємницю хвороби і дати пацієнтам відчуття контролю над нею.
- **Стратегії подолання**: запропонуйте пацієнтам стратегії, які допоможуть їм впоратися зі стресом або тривогою, пов'язаними з алергією, наприклад, релаксація, медитація або ведення щоденника.
- **Методи асертивності**: заохочення пацієнтів відкрито спілкуватися з оточуючими про свою алергію, просити про допомогу, якщо це необхідно, і відстоювати свої потреби.
- **Практична порада**: запропонуйте поради, як керувати повсякденними ситуаціями, наприклад, готувати їжу, уникаючи алергенів, або керувати соціальними ситуаціями.
- **Роль ігор та сценаріїв**: Це особливо корисно для дітей. Ігрові сценарії можуть допомогти дітям зрозуміти свою алергію і знати, як реагувати в певних ситуаціях, наприклад, коли їм пропонують їжу, на яку у них алергія.
- **Групи підтримки**: заохочуйте участь у групах підтримки або освітніх семінарах, де пацієнти можуть поділитися своїм досвідом і навчитися від інших.
- **Позитивне підкріплення**: заохочуйте і хваліть пацієнтів, коли вони вживають заходів для ефективного контролю алергії, наприклад, уникають алергенів або дотримуються плану лікування.

Важливо, щоб медсестра-алерголог регулярно проходила тренінги з техніки консультування та була в курсі останніх досліджень і рекомендацій в галузі алергології. Це дозволить їй надавати ефективну, доказову підтримку своїм пацієнтам.

Розділ 29

АЛЕРГІЯ НА ЛІКИ

Механізми та прояви медикаментозні реакції

Реакції на ліки можуть значно відрізнятися за ступенем тяжкості та проявами. Вони поділяються на кілька типів залежно від механізмів, що лежать в їх основі. Розуміння цих механізмів має важливе значення для постановки правильного діагнозу, уникнення майбутніх реакцій та надання відповідного лікування.

1. Типи лікарських реакцій:

Тип I (Реакції негайного типу або гіперчутливість негайного типу) :
- Механізм: Ці реакції опосередковані антитілами IgE, які зв'язуються з лікарським засобом. При подальшому впливі лікарський засіб зв'язується з цими антитілами IgE, викликаючи вивільнення гістаміну та інших хімічних медіаторів з тучних клітин і базофілів.
- Прояви: кропив'янка, ангіоневротичний набряк, риніт, астма, анафілаксія.
- Приклади ліків: пеніцилін, цефалоспорини.

Тип II (цитотоксичність) :
- Механізм: антитіла зв'язуються безпосередньо з клітиною-мішенню, що призводить до її знищення.
- Симптоми: гемолітична анемія, тромбоцитопенія, агранулоцитоз.
- Приклади препаратів: пеніцилін, хінідин, метилдопа.

Тип III (імунні комплексні реакції) :
- Механізм: комплекси ліки-антитіло відкладаються в тканинах, викликаючи запалення.
- Прояви: лихоманка, висип, артралгія, гломерулонефрит.
- Приклади ліків: сульфаніламіди, пеніцилін, фенітоїн.

Тип IV (уповільнені реакції або клітинно-опосередкована гіперчутливість):
- Механізм: Опосередковується Т-лімфоцитами, які активуються препаратом або його метаболітами.
- Прояви: контактний дерматит, макулопапульозний висип, медикаментозна лихоманка.
- Приклади препаратів: протисудомні засоби, сульфаніламіди, алопуринол.

2. Інші неімунологічні медикаментозні реакції:
- **Непереносимість препарату**: схожа на алергічну реакцію, але без імунологічного механізму. Наприклад, почервоніння, викликане ніацином.
- **Токсичність**: передбачувані, дозозалежні побічні ефекти, такі як ниркова токсичність аміноглікозидів.
- **Ідіосинкратичні ефекти**: рідкісні та непередбачувані ефекти, які не залежать від дози. Наприклад, апластична анемія, спричинена хлорамфеніколом.
- **Взаємодія лікарських засобів**: коли два або більше препаратів, що приймаються разом, викликають ефект, який не виникає, коли вони приймаються окремо.

3. Діагностика та лікування:
- Детальна історія хвороби, включаючи час прийому ліків, симптоми та їх розвиток.
- Шкірні проби можуть бути корисними для виявлення певних алергічних реакцій на ліки.
- Негайне лікування може включати припинення прийому відповідного препарату, надання симптоматичного лікування (наприклад, антигістамінні препарати при кропив'янці) та, у серйозних випадках, невідкладне медичне втручання (наприклад, введення адреналіну при анафілаксії).

Для медичних працівників дуже важливо розпізнавати медикаментозні реакції, диференціювати їх від інших станів і надавати відповідне лікування, щоб уникнути потенційно смертельних ускладнень.

Протоколи десенсибілізації

Десенсибілізація, також відома як імунотерапія, що індукує толерантність, - це процес, за допомогою якого пацієнт поступово піддається впливу алергену або лікарського засобу з метою підвищення порогу толерантності до цього агента. Цей процес зазвичай використовується при медикаментозній алергії, особливо коли існує абсолютна потреба в препараті, якому немає підходящої альтернативи.

Показання до десенсибілізації:
- Алергія на основний лікарський засіб, для якого не існує еквівалентної терапевтичної альтернативи.
- Алергія на отрути перетинчастокрилих для запобігання майбутнім анафілактичним реакціям.
- Певна харчова алергія, хоча це показання все ще вивчається.

Загальний протокол десенсибілізації:
- **Початкова оцінка:** Перед початком десенсибілізації необхідно провести повну оцінку алергічної реакції. Це включає детальний анамнез реакції та, за можливості, шкірні тести.
- **Контрольоване середовище:** десенсибілізація завжди повинна проводитися в медичних умовах, де обладнання та ліки, необхідні для лікування анафілактичної реакції, є в негайному доступі.
- **Поступове введення:** препарат або алерген вводять, починаючи з дуже низької дози, яку

поступово збільшують відповідно до заздалегідь визначеного протоколу. Це може відбуватися протягом декількох годин або днів.
- **Безперервний моніторинг:** пацієнт перебуває під постійним наглядом під час процесу для виявлення будь-яких побічних реакцій.
- **Підтримуюча доза: якщо** терапевтична доза була досягнута без реакції, препарат можна вводити за звичайною схемою лікування.

Деякі приклади конкретних протоколів:
- **Десенсибілізація до антибіотиків (наприклад, пеніциліну):** Протокол починається з дуже низької, зазвичай розведеної, дози препарату, яку подвоюють кожні 15-30 хвилин до досягнення терапевтичної дози.
- **Десенсибілізація до отрути перетинчастокрилих:** ця процедура зазвичай проводиться протягом тривалого періоду, починаючи з ін'єкції дуже розведеної отрути, з поступовим збільшенням дози через певні проміжки часу, поки не буде досягнута підтримуюча доза.
- **Десенсибілізація до аспірину:** цей протокол часто використовується у пацієнтів з поліпозом носа та астмою, що загострюється аспірином. Він починається з дуже низької дози аспірину, яку поступово збільшують до бажаної.

Ризики, пов'язані з десенсибілізацією:
Незважаючи на всі запобіжні заходи, завжди існує ризик виникнення алергічної реакції під час десенсибілізації. Однак, за умови ретельного моніторингу, ці реакції зазвичай менш серйозні, ніж якщо б препарат вводився у звичайній дозі без десенсибілізації.

Десенсибілізація - це потужний метод, який дозволяє алергікам лікуватися за допомогою необхідних ліків або алергенів. Вона завжди повинна проводитися під наглядом алерголога або кваліфікованого медичного працівника.

Поради, яких слід уникати інтерактиви та виставки

Уникнення взаємодії та впливу потенційно небезпечних алергенів або ліків є важливим для запобігання побічним реакціям. Нижче наведено кілька загальних порад, за якими слідують конкретні рекомендації залежно від типу алергену або ліків:

Загальна порада:
- **Знання алергенів/ліків: знайте** про речовини, на які у вас є алергія або непереносимість.
- **Читайте етикетки: Будь** то їжа, ліки або косметика, завжди уважно читайте етикетки, щоб виявити наявність потенційного алергену.
- **Проінформуйте тих, хто вас оточує: переконайтеся, що** ваша сім'я, друзі та колеги знають про вашу алергію, щоб запобігти випадковому контакту з алергеном.
- **Носіть медичний браслет:** медичний браслет або картка можуть швидко повідомити медичних працівників у разі надзвичайної ситуації.
- **Майте план дій:** Майте план на випадок випадкового впливу і завжди тримайте під рукою необхідні ліки (наприклад, автоін'єктор епінефрину для сильної алергії).

Конкретні поради:
- Харчова алергія:
  - Уникайте ресторанів, де існує ймовірність перехресного зараження.

- При відвідуванні ресторанів завжди повідомляйте персонал про свою алергію.
- Дізнайтеся, як готувати вдома і готувати страви без алергенів.
- Алергія на ліки:
  - Повідомте всіх своїх медичних працівників про алергію.
  - Призначаючи новий препарат, проконсультуйтеся з фармацевтом щодо взаємодії або схожості з алергенним препаратом.
  - Зберігайте актуальний список усіх ваших ліків та алергій, щоб ви могли поділитися ним у разі потреби.
- Алергія на укуси комах:
  - На вулиці носіть одяг з довгими рукавами та закрите взуття.
  - Уникайте парфумів або ароматизованих лосьйонів, які приваблюють комах.
  - Будьте пильні біля гнізд або місць, де поширені комахи.
- Алергія на пилок та інші вуличні алергени:
  - Залишайтеся в приміщенні в дні з високою кількістю пилку або під час піків алергенів.
  - Використовуйте повітряні фільтри вдома.
  - Приймайте душ після перебування на свіжому повітрі, щоб видалити алергени зі шкіри та волосся.
- Побутова алергія (пилові кліщі, пліснява, домашні тварини):
  - Використовуйте чохли від пилових кліщів для постільної білизни.
  - Підтримуйте низький рівень вологості в будинку.
  - Регулярно пилососьте з HEPA-фільтром і часто прибирайте оселю.
  - Уникайте килимів, віддавайте перевагу твердій підлозі.

- Реакції на ліки:
  - Знайте про ліки та добавки, які ви приймаєте, та їх потенційну взаємодію.
  - Завжди консультуйтеся з лікарем, перш ніж додавати новий препарат або добавку.

Дотримуючись цих порад, залишаючись поінформованими та пильними, ви можете значно знизити ризик небажаного впливу та взаємодії.

Роль медичної сестри в моніторингу та навчання пацієнтів

Медичні сестри відіграють вирішальну роль у догляді за пацієнтами. Їхня роль виходить далеко за межі безпосередньої клінічної допомоги, охоплюючи освіту, консультування, моніторинг та координацію догляду. Коли йдеться про алергологію та імунологію, ось як ці функції проявляються:

1. Оцінка та моніторинг:
   - **Початкова оцінка:** медсестра вивчає історію хвороби пацієнта, виявляє ознаки та симптоми алергії або імунодефіциту, а також збирає інформацію про потенційні тригери або нещодавні контакти з алергенами.
   - **Постійний моніторинг:** медсестра регулярно контролює стан пацієнта, зокрема, життєві показники, появу нових симптомів або погіршення наявних симптомів.
   - **Діагностичні тести:** медсестра може брати участь у проведенні та інтерпретації шкірних тестів або інших діагностичних тестів.

2. Навчання пацієнтів:
- **Інформація про захворювання:** Поясніть природу алергії або імунодефіциту, його причини, симптоми та перебіг.
- **Управління лікарськими засобами:** інформування пацієнтів про призначені ліки, їхню дію, дозування, потенційні побічні ефекти та взаємодію з іншими лікарськими засобами.
- **Уникнення тригерів:** консультування пацієнтів щодо того, як уникати алергенів або тригерів, будь то їжа, навколишнє середовище або ліки.
- **План дій на випадок надзвичайних ситуацій:** Розробити та навчити плану дій на випадок важких алергічних реакцій, включаючи використання автоін'єктора з адреналіном.
- **Самодопомога:** заохочення та навчання пацієнтів, як справлятися з симптомами в домашніх умовах, наприклад, за допомогою десенсибілізації або гігієнічних прийомів.

3. Координація медичної допомоги:
- **Зв'язок з іншими медичними працівниками:** медсестра тісно співпрацює з лікарями, фармацевтами, дієтологами, респіраторними терапевтами та іншими медичними працівниками для забезпечення комплексного догляду.
- **Планування виписки:** медсестра відіграє важливу роль у плануванні виписки, забезпечуючи наявність у пацієнта всіх необхідних ліків, обладнання та інструкцій.

4. Емоційна підтримка:
- **Вислуховування та підтримка:** вислухати та надати емоційну підтримку пацієнтам та їхнім сім'ям, які стикаються з проблемами, пов'язаними з алергією або імунодефіцитом.
- **Переадресація:** За потреби переадресуйте пацієнта до служб психологічної підтримки або груп підтримки.

Підготовка та досвід медсестри з алергології та імунології роблять її цінним ресурсом для пацієнтів та їхніх родин. Вони не лише надають якісну медичну допомогу, а й навчають та підтримують пацієнтів, допомагаючи їм ефективно справлятися зі своїми захворюваннями щодня.

Розділ 30

ВАКЦИНАЦІЯ ТА ІМУНОЛОГІЯ

Переваги та ризики вакцин для алергіків

Вакцини є важливим інструментом профілактики інфекційних захворювань. Однак, як і будь-яке медичне лікування, їхнє застосування має свої переваги та ризики, особливо у людей, які страждають на алергію. Пропонуємо огляд переваг та ризиків вакцинації для цієї категорії населення:

Переваги :
- **Захист від хвороб**: Вакцини забезпечують захист від потенційно серйозних, а іноді і смертельних захворювань.
- **Зменшення передачі**: захищаючи людей від певних інфекцій, вакцини також зменшують ризик передачі інфекції серед населення, опосередковано захищаючи тих, хто не має щеплень.
- **Попередження ускладнень**: люди з алергією можуть бути більш сприйнятливими до певних ускладнень інфекційних захворювань. Вакцинація може зменшити цей ризик.
- **Зменшення використання антибіотиків**: запобігаючи певним бактеріальним інфекціям, вакцини можуть зменшити потребу у використанні антибіотиків, тим самим допомагаючи боротися зі стійкістю до антибіотиків.

Ризики:
- **Алергічні реакції на компоненти вакцини**: деякі люди можуть мати алергію на компоненти, присутні у вакцинах, такі як желатин або консерванти. Такі алергічні реакції трапляються рідко, але можуть бути серйозними.
- **Анафілаксія**: хоча і дуже рідко, але анафілактична реакція є серйозним ускладненням, яке може виникнути після вакцинації. Ось чому

важливо, щоб вакцинація проводилася в умовах, коли анафілаксію можна швидко вилікувати.
- **Місцеві реакції**: біль, набряк або почервоніння в місці ін'єкції є поширеними, але зазвичай легкими і тимчасовими.
- **Особливі застереження**: Люди з важкою алергією в анамнезі, особливо на один з компонентів вакцини, повинні обговорити ризики та переваги вакцинації зі своїм лікарем-алергологом.

Рекомендації:
- **Попередня консультація**: Особи, які мають в анамнезі важку алергію або алергічні реакції на попередню вакцину, повинні проконсультуватися з алергологом перед щепленням.
- **Післявакцинальний моніторинг**: бажано залишатися під наглядом протягом 15-30 хвилин після вакцинації, особливо якщо в анамнезі у людини є важка алергія, щоб виявити і швидко вилікувати будь-яку алергічну реакцію.
- **Інформація**: Пацієнти повинні бути поінформовані про ознаки та симптоми алергічної реакції, щоб у разі необхідності вони могли звернутися за медичною допомогою.
- **Альтернативні вакцини**: У деяких випадках, якщо існує ризик алергії на певний компонент вакцини, може бути доступна альтернативна версія вакцини без цього компонента.

Хоча вакцини несуть ризики для алергіків, ці ризики, як правило, низькі, особливо у порівнянні зі значними перевагами вакцинації. Відкрите спілкування з медичними працівниками та попередня оцінка можуть допомогти мінімізувати ці ризики.

Вакцинація для пацієнтів з ослабленим імунітетом

Вакцинація пацієнтів з ослабленим імунітетом є важливим питанням, оскільки ці пацієнти піддаються підвищеному ризику інфікування через ослаблену імунну систему. Однак вибір вакцин, час їх застосування та ефективність можуть відрізнятися для цієї групи населення порівняно з імунокомпетентними особами. Нижче наведено огляд вакцинації пацієнтів з ослабленим імунітетом:

Види імунодепресії:
Існує кілька типів імунодепресії, в тому числі :
- Вроджені або первинні (наприклад, первинні імунодефіцити).
- Набуті або вторинні (такі як ВІЛ, імуносупресивні препарати, хіміотерапія тощо).

Живі атенуйовані вакцини:
- Живі атенуйовані вакцини містять живі віруси або бактерії, які були модифіковані таким чином, щоб вони не викликали захворювання.
- Вони зазвичай **протипоказані** пацієнтам з ослабленим імунітетом через ризик інфікування.
- Приклади: КПК (кір, паротит і краснуха), БЦЖ, вакцина від оперізувального лишаю, оральна вакцина від поліомієліту тощо.

Інактивовані вакцини:
- Ці вакцини містять вбиті віруси чи бактерії або фрагменти цих патогенів.
- Вони, як **правило, безпечні** для пацієнтів з ослабленим імунітетом.
- Однак їх ефективність може бути знижена у таких пацієнтів.
- Приклади: вакцини проти грипу, інактивованого поліомієліту, гепатиту B тощо.

Конкретні рекомендації:
- **Перед запланованою імуносупресією**: якщо можливо, вакцинуйте пацієнтів перед початком запланованої імуносупресії (наприклад, перед трансплантацією або хіміотерапією). Це дає більше шансів на ефективну імунну відповідь.
- **Уникайте живих вакцин**: Якщо імунітет пацієнта вже ослаблений, слід уникати живих вакцин, за винятком випадків, коли користь від них явно переважає ризик.
- **Моніторинг титрів антитіл**: У деяких випадках може бути корисно перевірити титри антитіл після вакцинації, щоб оцінити імунну відповідь.
- **Вакцинація контактних осіб**: Вакцинуйте членів сім'ї та інших близьких контактів, щоб зменшити ризик контакту з пацієнтом з ослабленим імунітетом. Це створить "щит" навколо пацієнта.

Інші міркування:
- **Передбачувані захворювання**: У певних ситуаціях, наприклад, перед спленектомією, рекомендується вакцинація проти специфічних інфекцій (наприклад, пневмокока).
- **Консультація фахівця**: Дуже важливо проконсультуватися з фахівцем з імунології або інфекційних захворювань для отримання конкретних рекомендацій щодо вакцинації пацієнтів з ослабленим імунітетом.

Вакцинація пацієнтів з ослабленим імунітетом необхідна для запобігання інфекціям. Однак план вакцинації повинен бути ретельно розроблений відповідно до характеру і ступеня імуносупресії, ризиків, пов'язаних з конкретними вакцинами, і ризику контакту з патогенами.

Керування реакціями алергія на вакцини

Лікування алергічних реакцій на вакцини має важливе значення для забезпечення безпеки пацієнтів та збереження довіри громадськості до програм вакцинації. Хоча алергічні реакції на вакцини трапляються рідко, їх необхідно швидко та ефективно лікувати.

Розпізнавання алергічних реакцій:
- Негайні реакції:
    - Кропив'янка або висип
    - Набряк обличчя, губ або горла
    - Утруднене дихання або хрипи
    - Почуття нездужання або слабкості
    - Прискорене серцебиття
    - Зниження артеріального тиску
- Уповільнені реакції:
    - Висип, лихоманка або біль у суглобах, що виникають через кілька днів після вакцинації.

Профілактика алергічних реакцій:
- Детальна історія хвороби:
    - Перед вакцинацією запитайте пацієнта про наявність алергії в анамнезі, зокрема алергічних реакцій на попередні вакцини або їх компоненти.
- Знати компоненти вакцини:
    - У деяких пацієнтів може бути алергія на певні компоненти вакцин, такі як желатин, залишки антибіотиків або консерванти. Знання цих компонентів допоможе вам вибрати правильну вакцину.
- Спостереження після вакцинації:
    - Зазвичай за пацієнтами слід спостерігати протягом 15 хвилин після вакцинації. За

особами, які мали в анамнезі важкі алергічні реакції на вакцину або один з її компонентів, слід спостерігати протягом 30 хвилин.

Управління алергічними реакціями:
- Припинити введення вакцини:
  - Якщо під час застосування виникає реакція, негайно припиніть прийом.
- Викликати невідкладну медичну допомогу:
  - Якщо симптоми важкі, наприклад, анафілаксія, негайно зателефонуйте до служби екстреної допомоги.
- Введення адреналіну (адреналіну):
  - У разі тяжких реакцій лікуванням вибору є адреналін. Його слід вводити внутрішньом'язово в передньолатеральний м'яз стегна.
- Спостереження:
  - Уважно спостерігайте за пацієнтом, щоб виявити ознаки погіршення або покращення стану.
- Інші методи лікування:
  - Антигістамінні препарати та кортикостероїди можна використовувати для лікування менш тяжких симптомів, але вони не замінюють адреналін при тяжких реакціях.
- Доповідай:
  - Задокументуйте реакцію та повідомте про неї лікаря, який надає первинну медичну допомогу пацієнту. Крім того, повідомте про реакцію через національні системи моніторингу побічних реакцій на вакцини.
- Подальша оцінка:
  - Пацієнти, у яких виникла алергічна реакція на вакцину, повинні бути оглянуті алергологом для визначення точної причини і прийняття рішення про безпеку подальших введень вакцини або аналогічних вакцин.

Більшість алергічних реакцій на вакцини є легкими, але у випадку важкої реакції необхідне швидке та належне лікування. Належне інформування пацієнтів про ризики та переваги, а також підготовка до лікування алергічних реакцій мають важливе значення для забезпечення безпеки пацієнтів і підтримки довіри до програм вакцинації.

Роль медичної сестри в освіті та популяризації вакцинації

Медичні сестри відіграють важливу роль в інформуванні та пропаганді вакцинації. Їхні дії мають вирішальне значення для забезпечення оптимального охоплення вакцинацією, профілактики інфекційних захворювань і гарантування громадського здоров'я. Ось основні обов'язки та дії медсестер у цій сфері:

- Просвітницька робота з пацієнтами та громадськістю:
    - Надати інформацію про важливість вакцинації, хвороби, яким можна запобігти, а також про переваги та потенційні ризики, пов'язані з нею.
    - Розвінчування міфів та хибних уявлень про вакцини, які часто поширюються через соціальні мережі або чутки.
    - Заспокойте батьків, які вагаються, вирішуючи їхні проблеми та надаючи науково обґрунтовану інформацію.
- Оцінка стану здоров'я та історії щеплень:
    - Перегляньте медичну документацію, щоб визначити, які щеплення необхідні

відповідно до віку, стану здоров'я та місцевих/національних рекомендацій.
- Визначити потенційні протипоказання до вакцинації.
- Введення вакцин:
    - Забезпечення правильної та безпечної техніки введення.
    - Спостерігати за пацієнтами після вакцинації для виявлення будь-яких побічних реакцій.
- Документація:
    - Підтримуйте актуальність записів про щеплення пацієнта.
    - Документуйте будь-які побічні реакції та повідомляйте про серйозні небажані явища у відповідні органи охорони здоров'я.
- Поінформованість громади :
    - Участь у кампаніях з вакцинації в громаді, зокрема в школах, громадських центрах здоров'я та на спеціальних заходах.
    - Співпраця з іншими медичними працівниками для посилення повідомлень про важливість вакцинації.
- Постійне оновлення :
    - Будьте в курсі останніх рекомендацій щодо вакцин, нових досліджень та найкращих практик вакцинації.
    - Брати участь у постійних тренінгах для забезпечення доказової практики.
- Управління ваганнями щодо вакцинації:
    - Визначте пацієнтів або сім'ї, які вагаються, і почніть відкритий, неконфронтаційний діалог, щоб зрозуміти їхні проблеми.
    - Надайте чітку, точну, науково обґрунтовану інформацію, яка допоможе прийняти рішення.

- Адвокація:
    - Співпраця з особами, які приймають рішення, органами охорони здоров'я та іншими медичними працівниками з метою просування політики вакцинації.
    - Долучайтеся до адвокаційних ініціатив, щоб підкреслити важливість вакцинації та усунути бар'єри, що перешкоджають охопленню вакцинацією.
- Управління в надзвичайних ситуаціях :
    - В умовах епідемічних спалахах медсестра може відігравати ключову роль у швидкому проведенні кампаній з вакцинації для контролю за поширенням хвороби.

Медичні сестри відіграють центральну роль у популяризації вакцинації, виконуючи освітні, клінічні, адміністративні та адвокаційні функції. Їх здатність навчати, заспокоювати та піклуватися про пацієнтів робить їх важливими для забезпечення громадського здоров'я через вакцинацію.

Розділ 31

ЕКОЛОГІЧНІ АСПЕКТИ В ПРИМІЩЕННІ

Поширені алергени внутрішнього середовища: пилові кліщі, пліснява, шерсть тварин

Алергени в приміщенні можуть викликати цілий ряд симптомів у чутливих людей, від легкого подразнення до важких алергічних реакцій. Ось детальний опис найпоширеніших алергенів у приміщенні:

- Кліщі:
    - **Опис**: Це крихітні павукоподібні, які живуть у домашньому пилу. Харчуються переважно відмерлими клітинами людської шкіри.
    - **Основні джерела**: матраци, подушки, ковдри, килими, штори, плюш та інший текстиль.
    - **Загальні симптоми**: Чхання, закладеність носа, свербіж очей, астма, шкірні висипання.
    - **Профілактика**: Використовуйте чохли від пилових кліщів для матраців і подушок, регулярно періть постільну білизну при високій температурі, підтримуйте низький рівень вологості, часто пилососьте пилососом з HEPA-фільтром.
- Пліснява:
    - **Опис**: Цвілеві гриби - це мікроскопічні гриби, які ростуть в умовах підвищеної вологості.
    - **Основні джерела**: ванні кімнати, підвали, кухні, горщики з рослинами, холодильники, вікна та місця, де вода застоюється.
    - **Загальні симптоми**: Чхання, закладеність носа, кашель, астма, подразнення очей, шкірні висипання.

- **Профілактика**: підтримувати хорошу вентиляцію, за необхідності використовувати осушувач повітря, регулярно очищати вологі ділянки протигрибковим засобом, усувати протікання води.
- Шерсть тварин:
  - **Опис: Це не лише** волосся, але й лусочки (відмерла шкіра), слина, сеча та виділення сальних залоз тварин.
  - **Основні джерела**: домашні тварини, такі як коти, собаки, птахи та гризуни.
  - **Загальні симптоми**: Чхання, закладеність носа, астма, свербіж очей, шкірні висипання.
  - **Профілактика**: Якщо у вас є алергія на домашніх тварин, по можливості уникайте їх заведення. В іншому випадку регулярно купайте тварину, часто пилососьте, тримайте домашніх тварин подалі від спалень, використовуйте очищувачі повітря, регулярно періть підстилки та іграшки тварини.

Важливо розпізнати ці джерела алергенів у приміщенні та вжити заходів для їх зменшення. Для чутливих людей значне зменшення впливу алергенів може призвести до покращення симптомів та якості життя.

Поради щодо зменшення впливу до побутових алергенів

Зменшення впливу побутових алергенів може допомогти запобігти або полегшити симптоми алергії. Ось кілька порад, як мінімізувати вплив цих алергенів у вашому домі:

- Кліщі:
  - Використовуйте чохли від пилових кліщів для матраців, подушок і ковдр.
  - Регулярно періть постільну білизну при високій температурі (не менше 60°С).
  - Часто пилососьте за допомогою пилососа, оснащеного фільтром HEPA (високоефективний фільтр для твердих частинок).
  - Уникайте килимів та килимових покриттів у спальнях.
  - Підтримуйте низький рівень вологості, в ідеалі від 30% до 50%.
  - Регулярно провітрюйте приміщення.
- Пліснява:
  - Забезпечте хорошу вентиляцію у вологих приміщеннях, таких як ванні кімнати та кухні.
  - У вологих приміщеннях використовуйте осушувач повітря.
  - Регулярно очищайте поверхні протигрибковими засобами.
  - Швидко усуньте всі джерела витоку води.
  - Уникайте надмірного поливу кімнатних рослин.
- Шерсть і лупа тварин:
  - Якщо можливо, обирайте тварин, які мають репутацію виробників меншої кількості алергенів (хоча жодна тварина не є повністю гіпоалергенною).
  - Обмежте доступ домашніх тварин до певних зон, особливо до спальні.
  - Регулярно купайте та розчісуйте своїх улюбленців.
  - Регулярно пилососьте та чистіть поверхні, де ваш улюбленець проводить найбільше часу.

- Використовуйте очищувачі повітря, щоб зменшити кількість алергенів у повітрі.
- Різні алергени :
    - Уникайте куріння в приміщенні.
    - Обирайте штори та жалюзі, які легко миються, і регулярно їх періть.
    - Уникайте м'яких меблів або обирайте антиалергенні покриття.
    - Регулярно провітрюйте будинок, щоб оновити повітря.
    - Використовуйте очищувачі повітря, щоб відфільтрувати алергени.
- Таргани та інші комахи:
    - Зберігайте їжу в герметичних контейнерах.
    - Швидко видаляйте залишки їжі та крихти.
    - За необхідності використовуйте інсектициди або пастки для тарганів.
    - Усуньте всі протікання, оскільки тарганів приваблює вода.
- Пилок:
    - Тримайте вікна зачиненими під час сезону пилкування.
    - Використовуйте кондиціонер з чистим фільтром.
    - Приймайте душ і переодягайтеся після перебування на свіжому повітрі під час піку пилку.

Дотримуючись цих порад та адаптуючи своє оточення, ви можете значно зменшити вплив побутових алергенів і покращити якість життя.

Важливість здорового повітря в приміщенні: вологість, вентиляція, очищувачі

Якість повітря в приміщенні має вирішальне значення для нашого здоров'я та самопочуття, оскільки ми проводимо значну частину свого часу в приміщенні. Проблеми з якістю повітря в приміщенні можуть мати безпосередній вплив на здоров'я, зокрема, загострюючи алергію та респіраторні захворювання. Ось чому важливо підтримувати здорове повітря в приміщенні, і як такі фактори, як вологість, вентиляція та очищувачі повітря, можуть допомогти в цьому:

- Вологість:
    - **Роль**: Правильно відрегульована вологість допомагає запобігти розмноженню пилових кліщів, плісняви та певних бактерій.
    - **Ризики надмірної вологості**: Високий рівень вологості сприяє розмноженню плісняви та пилових кліщів, які є потенційними алергенами.
    - **Ризики низької вологості**: занадто сухе повітря може подразнювати дихальні шляхи, викликати сухість шкіри та підвищувати вразливість до вірусних інфекцій.
    - **Рекомендація**: Рекомендується підтримувати відносну вологість повітря в межах 30% - 50%.
- Вентиляція :
    - **Роль**: Ефективна вентиляція оновлює повітря в приміщенні, видаляючи забруднювачі та знижуючи рівень алергенів.
    - **Ризики недостатньої вентиляції**: Це може призвести до накопичення

забруднюючих речовин, таких як чадний газ, радон, леткі органічні сполуки (ЛОС), тютюн та інші алергени.
  - **Рекомендація**: Переконайтеся, що у вас є достатня вентиляція, особливо в приміщеннях з підвищеною вологістю, таких як ванні кімнати та кухні. Також рекомендується використовувати VMC (Ventilation Mécanique Contrôlée).
- Очищувачі повітря :
  - **Роль**: Вони фільтрують повітря, видаляючи частинки, алергени та іноді навіть гази. Вони можуть бути особливо корисними в районах з високим рівнем забруднення або для людей, які страждають на алергію чи астму.
  - **Ефект**: Очищувачі, оснащені високоефективними фільтрами HEPA (High Efficiency Particulate Air), ефективно видаляють багато частинок, в тому числі деякі алергени, такі як шерсть домашніх тварин, пилок і пилові кліщі.
  - **Рекомендація**: Якщо ви плануєте використовувати очищувач повітря, шукайте модель, яка відповідає розміру вашої кімнати, а також враховуйте тип і якість фільтра.

Інші міркування :
- Подбайте про зменшення джерел забруднювачів: не паліть у приміщенні, використовуйте екологічно чисті побутові засоби, уникайте будівельних та оздоблювальних матеріалів, які виділяють ЛОС, тощо.
- Кімнатні рослини також можуть допомогти поліпшити якість повітря, хоча їхня ефективність залишається відкритою для дискусій.

Підтримка здорового повітря в приміщенні має вирішальне значення для гарного самопочуття. Увага до вологості, вентиляції та, за необхідності, очищення повітря може значно покращити самопочуття мешканців будинку або робочого місця.

Виклики професійні середовища

Професійне середовище створює специфічні проблеми з алергією та імунологією. Будь то офіс, будівельний майданчик, фабрика чи лікарня, кожне робоче місце має свої ризики. Ось деякі з основних викликів, пов'язаних з алергологією та імунологією на робочому місці:

- **Вплив специфічних алергенів**: На деяких роботах працівники піддаються впливу специфічних алергенів. Наприклад:
    - Пекарі можуть піддаватися впливу борошна.
    - Перукарі можуть контактувати з хімічними речовинами, що містяться у фарбах для волосся.
    - Медичні працівники можуть піддаватися впливу латексу.
- **Професійні захворювання**: постійний вплив певних продуктів або речовин може призвести до професійних захворювань. Наприклад, азбест може викликати захворювання легенів у будівельників.
- **Якість повітря** в **приміщенні**: У будівлях, які погано вентилюються або містять будівельні матеріали, що виділяють леткі органічні сполуки (ЛОС), якість повітря може погіршитися, що підвищує ризик виникнення алергії та респіраторних захворювань.

- **Стрес та імунна система**: стрес на роботі може впливати на імунну систему, роблячи людей більш вразливими до інфекцій.
- **Замкнуте середовище**: у таких місцях, як шахти або підводні човни, вплив алергенів або інфекційних агентів у замкненому просторі може мати серйозні наслідки для здоров'я.
- **Вплив інфекційних агентів**: медичні працівники та працівники дослідницьких лабораторій можуть піддаватися впливу інфекційних агентів, що вимагає суворих протоколів профілактики.
- **Проблеми профілактики**: Виявлення та зменшення професійних ризиків вимагає регулярної оцінки робочих місць, постійного навчання працівників та застосування заходів безпеки.
- **Визнання та компенсація**: Коли у працівника розвивається пов'язане з роботою захворювання або алергія, визнання його професійним захворюванням і призначення компенсації може бути складним процесом.

Щоб впоратися з цими викликами:
- **Навчання та освіта**: Роботодавці повинні регулярно проводити навчання щодо потенційних небезпек та способів їх уникнення.
- **Регулярні оцінки**: робочі місця повинні регулярно оцінюватися для виявлення потенційних ризиків.
- **Засоби індивідуального захисту**: Надавати і вимагати використання відповідних засобів захисту, таких як маски, рукавички та захисний одяг.

Профілактика та лікування алергії та імунологічних проблем на робочому місці вимагає співпраці між роботодавцями, працівниками, медичними працівниками та експертами з гігієни праці.

Розділ 32

ЕПІДЕМІОЛОГІЧНІ АСПЕКТИ

Тенденції та глобальна статистика алергії

Алергія - одне з найпоширеніших хронічних захворювань у всьому світі. В останні десятиліття спостерігається значне зростання поширеності різних форм алергії в багатьох частинах світу. Пропонуємо вашій увазі огляд світових тенденцій та статистичних даних щодо алергії:

- **Зростання поширеності**: численні дослідження показали зростання поширеності алергії, особливо в промислово розвинених країнах. Алергічні захворювання, такі як астма, алергічний риніт, атопічний дерматит і харчова алергія, стали більш поширеними.
- Харчова алергія :
    - Харчові алергії, особливо у дітей, зростають. До поширених харчових алергенів належать арахіс, молоко, яйця, соя, пшениця, горіхи, риба та молюски.
    - У деяких країнах, таких як США, до 8% дітей страждають від тієї чи іншої форми харчової алергії.
- **Астма**: Астма є одним з найпоширеніших хронічних захворювань у дітей, а також вражає велику кількість дорослих. Її поширеність зросла за останні 20-30 років.
- Вплив змін у навколишньому середовищі:
    - Зростання рівня забруднення та зміна клімату пов'язані зі збільшенням поширеності респіраторних алергій.
    - Феномен "гігієнічного ефекту", коли вважається, що менший вплив інфекцій у дитинстві призводить до збільшення алергічних реакцій, також був запропонований як можлива причина.

- Географічний розподіл :
    - Хоча алергічні захворювання поширені в індустріально розвинених країнах, вони також зростають у країнах, що розвиваються, оскільки останні стають все більш урбанізованими.
    - Існують регіональні відмінності в поширеності певних видів алергії, що, ймовірно, пов'язано з екологічними, генетичними відмінностями та стилем життя.
- **Фактори ризику**: Окрім генетики, інші фактори ризику включають ранні вірусні інфекції, забруднення навколишнього середовища, вплив певних алергенів у дитинстві та харчові звички.
- **Економічні витрати**: алергія тягне за собою значні витрати для систем охорони здоров'я через госпіталізацію, ліки та втрату продуктивності. Вони також можуть призвести до непрямих витрат, наприклад, пропущених днів у школі чи на роботі.
- **Поінформованість та освіта**: Підвищення обізнаності про алергію та її лікування має важливе значення. У багатьох країнах створені програми для навчання населення та медичних працівників щодо профілактики та лікування алергії.

Громадське здоров'я зростає в глобальному масштабі. Краще розуміння основних причин і підвищення рівня обізнаності може допомогти розробити більш ефективні стратегії профілактики та лікування.

Фактори ризику та схильність

Алергія - це результат надмірної реакції імунної системи на речовини, які зазвичай є нешкідливими для більшості людей. Деякі фактори ризику та схильності можуть підвищити ймовірність розвитку алергії. Нижче наведено огляд основних факторів ризику та схильностей, пов'язаних з алергією:

- Генетичні фактори:
    - **Сімейна схильність**: наявність батьків або братів і сестер, які страждають на алергічні захворювання, такі як астма, алергічний риніт або екзема, збільшує ризик розвитку алергії.
- Фактори навколишнього середовища:
    - **Ранній вплив**: Ранній вплив певних алергенів у дитинстві може підвищити ризик розвитку алергії. Однак існують також докази того, що регулярний контакт з алергенами в ранньому дитинстві може мати захисний ефект.
    - **Забруднення**: Забруднення повітря, особливо в приміщенні, спричинене такими факторами, як пасивне куріння, може підвищити ризик виникнення респіраторних алергій.
    - **Зміна клімату**: зміна рівня пилку та інших алергенів у повітрі через зміну клімату може вплинути на алергічну чутливість.
    - **Професійний вплив**: вплив певних хімічних речовин або матеріалів на робочому місці може призвести до професійної алергії.
- Фактори здоров'я:
    - **Ранні інфекції**: певні вірусні або бактеріальні інфекції в ранньому дитинстві можуть підвищити ризик алергії. Наприклад, ранні респіраторні інфекції можуть бути пов'язані з підвищеним ризиком розвитку астми.

- **Спосіб розродження**: припускають, що кесарів розтин може бути пов'язаний з дещо підвищеним ризиком алергії, можливо, через різницю в мікробному впливі під час пологів.
- Інші фактори :
  - Гіпотеза **гігієнічного ефекту**: Гіпотеза гігієнічного ефекту припускає, що життя в надмірно чистому середовищі з меншим впливом мікробів може збільшити ризик алергії.
  - **Спосіб життя**: незбалансоване харчування, ожиріння і недостатня фізична активність також можуть сприяти ризику виникнення алергії.
  - **Вік**: Хоча алергія може розвинутися в будь-якому віці, вона частіше зустрічається у дітей. Однак певні види алергії, зокрема на ліки, частіше зустрічаються у дорослих.

Слід зазначити, що алергія часто є результатом складного поєднання генетичних та екологічних факторів. Розуміння цих факторів ризику та схильностей може допомогти розробити стратегії профілактики та виявити людей, які перебувають у групі ризику.

Розуміння зростання алергії з часом

Зростання захворюваності на алергію за останні десятиліття є складним і багатофакторним явищем. Кілька теорій і досліджень намагалися пояснити цю зростаючу тенденцію. Ось деякі з основних причин і теорій, які можуть пояснити це зростання:

- **Гіпотеза гігієни**: Ця теорія припускає, що життя в більш стерильному середовищі та менша кількість інфекцій у дитинстві може зробити імунну систему менш толерантною і більш схильною до реакції на нешкідливі речовини. Іншими словами, менший вплив інфекційних агентів у ранньому дитинстві може призвести до підвищеного ризику алергії.
- Зміна навколишнього середовища :
    - **Забруднення**: Вплив забруднювачів повітря, таких як дрібні частинки або вихлопні гази автомобілів, може підвищити чутливість дихальних шляхів і збільшити ризик виникнення респіраторних алергій.
    - **Зміна клімату**: підвищення температури та рівня CO_2 може призвести до збільшення виробництва пилку певними рослинами, що подовжує сезон пилкування.
- Дієтичні фактори :
    - **Західна дієта**: дієта з високим вмістом насичених жирів і цукру та низьким вмістом клітковини може відігравати певну роль у збільшенні кількості алергічних реакцій.
    - **Пізнє введення алергенних продуктів**: У минулому рекомендації часто пропонували відкласти введення потенційно алергенних продуктів. Однак останні дослідження показують, що раннє введення цих продуктів може знизити ризик виникнення алергії.
- Прийом антибіотиків: прийом антибіотиків, особливо в перші кілька років життя, може порушити мікробіоту кишечника, що може підвищити ризик виникнення алергії.
- **Життя в приміщенні**: проведення більшої кількості часу в приміщенні зі зниженою вентиляцією та підвищеним впливом кімнатних

алергенів, таких як кліщі домашнього пилу, може підвищити ризик алергії.
- **Генетичні фактори**: хоча гени змінюються не так швидко, як частота виникнення алергії, можливо, що певні генетичні фактори взаємодіють зі згаданими вище факторами навколишнього середовища, збільшуючи ризик виникнення алергії.
- **Урбанізація**: життя в міському середовищі зі зниженим впливом мікробного різноманіття, характерного для сільського середовища, може збільшити ризик виникнення алергії.
- **Соціальний тиск і діагностика**: підвищення обізнаності про алергію та покращення доступу до медичної допомоги може призвести до частішої діагностики.

Важливо зазначити, що збільшення кількості випадків алергії, ймовірно, пов'язане з поєднанням декількох з цих факторів. Крім того, захворюваність на алергію може відрізнятися в різних регіонах і серед різних груп населення. Дослідження продовжують проводитися, щоб повністю зрозуміти причини цього зростання і розробити ефективні стратегії профілактики.

Важливість епідеміологічний нагляд

Епідеміологічний нагляд є важливим елементом громадського здоров'я. Він полягає в регулярному зборі, аналізі, інтерпретації та поширенні інформації, пов'язаної зі здоров'ям, з метою профілактики та контролю захворювань. Ось чому це так важливо:

- **Раннє виявлення епідемій**: Епіднагляд дає змогу на ранньому етапі виявити нові епідемії або відновлення відомих хвороб. Таке раннє

виявлення сприяє швидкому втручанню, тим самим обмежуючи поширення хвороби.
- **Розуміння тенденцій і закономірностей**: відстежуючи еволюцію захворювань у часі, епідеміологічний нагляд дає змогу виявити тенденції, групи ризику, географічні райони, що зазнають впливу, та сезони схильності до певних хвороб.
- **Оцінка втручань**: Епіднагляд надає дані для оцінки ефективності втручань, будь то кампанії з вакцинації, санітарної освіти чи будь-які інші програми.
- **Розподіл ресурсів**: Завдяки епідеміологічному нагляду посадові особи системи охорони здоров'я можуть спрямовувати ресурси туди, де вони найбільше потрібні, виходячи з поширеності або частоти захворювань.
- **Дослідження**: Епідеміологічні дані використовуються в дослідженнях, допомагаючи виявити причини захворювань, фактори ризику та можливості для втручання.
- **Готовність до надзвичайних ситуацій та реагування**: У випадку епідемії або пандемії важливо мати актуальні, точні дані, щоб можна було вжити відповідних заходів реагування.
- **Розробка політики охорони здоров'я**: особи, які приймають рішення, використовують дані епіднагляду для розробки, адаптації або оцінки політики та стратегій громадського здоров'я.
- **Просвітницька діяльність**: дані епіднагляду можуть бути використані для інформування населення про ризики для здоров'я, шляхи передачі хвороб та профілактичні заходи.
- **Міжнародний зв'язок**: у все більш взаємопов'язаному світі епідеміологічний нагляд дає змогу обмінюватися інформацією між

країнами, що полегшує координацію дій у відповідь на транскордонні загрози.
- **Виявлення нових загроз**: Окрім відомих захворювань, епідеміологічний нагляд може допомогти виявити появу нових патологій або нових штамів існуючих хвороб.

За умови належного проведення епідеміологічний нагляд відіграє ключову роль у захисті здоров'я населення. Для повного розкриття свого потенціалу він вимагає ретельного збору даних, статистичного аналізу, виваженої інтерпретації та ефективної комунікації.

Розділ 33

МІЖПРОФЕСІЙНА СПІВПРАЦЯ

Командна робота з лікарями, фармацевтами та дієтологами

Мультидисциплінарна командна робота, особливо в охороні здоров'я, є фундаментальною для надання комплексної, скоординованої допомоги пацієнтам. Кожен фахівець має специфічні навички та особливе бачення лікування. Ось кілька ключових моментів про командну роботу з лікарями, фармацевтами, дієтологами та іншими медичними працівниками:

- Додаткові навички :
    - **Лікарі**: ставлять діагноз, призначають лікування та координують лікування.
    - **Фармацевти**: Консультують щодо ліків, їхніх побічних ефектів та взаємодій, а також забезпечують правильне дозування.
    - **Дієтологи**: Пропонують поради щодо харчування, адаптовані до патології або стану пацієнта.
    - **Медсестри**: вони відповідають за щоденний моніторинг, лікування та терапевтичну освіту і часто є першою контактною особою для пацієнтів.
- **Вільне спілкування**: Відкрите і шанобливе спілкування має важливе значення для обміну інформацією, постановки запитань, роз'яснення сумнівів і обговорення найкращих планів лікування для пацієнта.
- **Регулярні зустрічі**: ці зустрічі використовуються для обговорення складних випадків, коригування лікування та забезпечення того, щоб кожен член команди був на одній хвилі.
- **Зосередьтеся на пацієнті**: Головною метою завжди є благополуччя пацієнта. Кожен професіонал повинен відкинути его і розбіжності в

сторону, щоб зосередитися на тому, що найкраще для пацієнта.
- **Постійне навчання**: Постійний розвиток медичних знань означає, що кожен член команди повинен йти в ногу з часом. Це також допомагає нам краще розуміти і поважати роль кожного фахівця.
- **Освітня роль**: окрім безпосередньої допомоги, команда також виконує освітню роль. Чи то навчання пацієнтів, як керувати своєю хворобою, чи то надання інформації про побічні ефекти ліків, чи то надання відповідних дієтичних порад.
- **Координація медичної допомоги**: забезпечення плавного переходу між різними рівнями медичної допомоги (госпіталізація, догляд вдома, консультації спеціалістів) має вирішальне значення для безперервності медичної допомоги.
- **Перенаправлення**: залежно від потреб пацієнта, команда може перенаправити його до інших спеціалістів або служб (психологів, фізіотерапевтів тощо).
- **Документація та обмін інформацією**: ведення актуальної та доступної для всіх членів команди документації допомагає забезпечити послідовне надання допомоги.
- **Взаємна повага**: кожен член команди повинен цінувати і поважати навички та думки інших, навіть якщо вони не згодні.

Мультидисциплінарний підхід сьогодні визнаний одним з найефективніших способів забезпечення комплексної, персоналізованої допомоги пацієнтам. Однак він вимагає від усіх його учасників готовності до співпраці, комунікації та постійного навчання.

Важливість комунікації та координації медичної допомоги

Комунікація та координація допомоги мають фундаментальне значення в секторі охорони здоров'я для забезпечення оптимального догляду за пацієнтами. Вони не лише покращують клінічні результати, але й зміцнюють відносини між пацієнтом і медичним працівником, оптимізують ресурси та запобігають медичним помилкам. Ось чому ці два елементи є життєво важливими:

- Безпека пацієнта:
  - Ефективна комунікація знижує ризик медичних помилок, упущень або дублювання призначень і лікування.
  - Це гарантує, що кожен фахівець, який бере участь у догляді за пацієнтом, поінформований про процедури, алергії, протипоказання та історію хвороби.
- Безперервність догляду :
  - Координація забезпечує плавний перехід між різними рівнями та учасниками системи надання медичної допомоги (лікарня, поліклініка, догляд на дому, лікар загальної практики, спеціалісти тощо).
  - Це дозволяє уникнути перерв у лікуванні та гарантує, що пацієнти отримують послідовну медичну допомогу на кожному етапі їхньої медичної подорожі.
- Оптимізація ресурсів :
  - Уникає зайвих тестів або процедур, заощаджуючи час і гроші.
  - Забезпечує ефективне використання медичних ресурсів.

- Задоволеність пацієнтів:
    - Належна комунікація та координація підвищують довіру пацієнтів до медичних працівників.
    - Вони гарантують, що пацієнт добре поінформований, що може зменшити тривогу і сприяти прихильності до лікування.
- Спільне рішення :
    - Комунікація сприяє спільному прийняттю рішень між пацієнтом і медичними працівниками, що дозволяє адаптувати медичну допомогу до потреб і побажань пацієнта.
- Управління хронічними захворюваннями:
    - Координація має важливе значення для пацієнтів, які страждають на хронічні захворювання, що вимагають втручання багатьох медичних працівників.
- Посилення медичної команди:
    - Відкрите і шанобливе спілкування між фахівцями зміцнює згуртованість команди, дає змогу обмінюватися знаннями та покращує якість надання медичної допомоги.
- Управління в надзвичайних ситуаціях:
    - У критичних ситуаціях чітка і швидка комунікація є необхідною, якщо ми хочемо діяти ефективно і безпечно.
- Освіта та порозуміння:
    - Належна комунікація гарантує, що пацієнти розуміють свою хворобу, лікування та заходи, яких їм необхідно вживати для підтримки свого здоров'я.
- Повага та Гідність:
    - Емпатично спілкуючись і координуючи допомогу, медичні працівники виявляють

повагу до пацієнта, тим самим зміцнюючи терапевтичні стосунки.

Комунікація та координація медичної допомоги є наріжними каменями сучасної, орієнтованої на пацієнта медицини. Їх впровадження вимагає навчання, відданості справі та відповідних інструментів (таких як електронні медичні картки), але переваги для пацієнтів і системи охорони здоров'я в цілому є величезними.

Тематичні дослідження: історії успіху міжпрофесійна співпраця

Міжпрофесійна співпраця в охороні здоров'я має важливе значення для всебічного, оптимального догляду за пацієнтами. Ось кілька прикладів, які ілюструють значні успіхи, досягнуті завдяки такій співпраці:

1. Лікування хронічного болю:
Ситуація: Пацієнт, який страждав від хронічного болю, пов'язаного з остеоартритом, лікувався у свого сімейного лікаря. Незважаючи на прийом кількох препаратів, біль не зникав, що впливало на якість його життя.
Втручання: Команда у складі ревматолога, фізіотерапевта, психолога та фармацевта працювала разом для надання комплексної допомоги.
Результат: Завдяки комбінованому підходу (корекція медикаментозного лікування, фізичної терапії та стратегій управління стресом) біль пацієнта значно зменшився.

2. Управління діабетом:
Ситуація: Пацієнтці з діабетом було важко контролювати рівень цукру в крові, незважаючи на прийом ліків.
Втручання: Команда у складі ендокринолога, дієтолога, медсестри, що спеціалізується на діабеті, та мануального терапевта розглянула її випадок.
Результат: Пацієнтка отримала користь від відповідної дієти, навчання самоконтролю рівня цукру в крові та лікування стоп (ризик виникнення виразок). Зараз її діабет добре контролюється.

3. Розлади харчової поведінки у підлітків :
Ситуація: Дівчинка-підліток страждала на нервову анорексію у важкій формі.
Втручання: Команда у складі педіатра, психіатра, дієтолога та психолога працювала разом для надання комплексної допомоги.
Результат: Підліток отримала медичну, дієтологічну та психологічну підтримку і поступово відновила свою вагу, одночасно лікуючи основні причини свого розладу.

4. Реабілітація після інсульту:
Ситуація: Пацієнтка перенесла інсульт з частковим паралічем правої сторони.
Втручання: За пацієнтом спостерігала команда у складі невролога, фізіотерапевта, ерготерапевта та логопеда.
Результат: Після кількох місяців комплексної міжпрофесійної реабілітації пацієнт відновив значну частину своїх рухових функцій і знову навчився правильно говорити.

5. Лікування деменції :
Ситуація: У пацієнта похилого віку діагностовано деменцію на початковій стадії.

Втручання: Команда у складі геріатра, невролога, спеціалізованої геріатричної медсестри, психолога та соціального працівника розробила план надання допомоги.

Результат: Завдяки належному медичному спостереженню, когнітивній стимуляції та соціальній підтримці прогресування хвороби вдалося сповільнити, і пацієнтка змогла залишатися вдома довше, ніж очікувалося.

Ці приклади ілюструють важливість міжпрофесійної співпраці. Коли кожен фахівець робить свій внесок, догляд за пацієнтом є більш комплексним, ефективним і краще адаптованим до індивідуальних потреб.

Виклики та кращі практики для інтегрованого догляду

Інтегрована допомога - це модель надання медичної допомоги, яка має на меті забезпечити скоординоване та комплексне реагування на потреби людини у сфері охорони здоров'я. Такий підхід вимагає тісної співпраці між різними медичними працівниками та іншими зацікавленими сторонами. Хоча ця модель має багато переваг, таких як покращення якості медичної допомоги та зменшення витрат, вона також створює певні виклики.

Виклики інтегрованої допомоги:
- **Міжпрофесійна комунікація**: Чітка та ефективна комунікація між фахівцями є дуже важливою, але вона може бути ускладнена мовними бар'єрами, різним рівнем підготовки або різними спеціалізаціями.
- **Технологічна інтеграція**: Використання електронних медичних записів та інших технологій

може бути різним у різних фахівців, що ускладнює координацію.
- **Навчання та освіта**: не всі залучені фахівці можуть мати необхідну підготовку для роботи в інтегрованому середовищі.
- **Опір змінам**: деякі фахівці можуть не бажати приймати нову модель надання допомоги через страх втратити свою професійну автономію.
- **Фінансові питання**: Фінансування інтегрованої допомоги може бути складним, особливо в системах охорони здоров'я з багатьма платниками.

Найкращі практики для ефективної інтегрованої допомоги :
- **Міжпрофесійне навчання**: навчання фахівців працювати в команді, розуміти ролі інших та ефективно спілкуватися.
- **Узгоджені технологічні інструменти**: Впроваджувати спільні технологічні платформи, такі як електронні медичні картки, які забезпечують прозору комунікацію в режимі реального часу.
- **Встановлені протоколи надання допомоги**: Встановіть чіткі протоколи надання допомоги пацієнтам, переконавшись, що вони адаптовані до конкретних потреб кожного пацієнта.
- **Координаційні центри**: створення спеціальних центрів або команд, відповідальних за координацію медичної допомоги, забезпечення комунікації між фахівцями та моніторинг планів надання медичної допомоги.
- **Постійне оцінювання**: Створити механізми оцінювання та зворотного зв'язку для регулярного оцінювання ефективності інтегрованої допомоги та визначення сфер, які потребують вдосконалення.

- **Залучення пацієнтів**: залучення пацієнтів та їхніх родин до процесу прийняття рішень, а також забезпечення їх інформування та навчання щодо їхнього стану та плану догляду.
- **Належне фінансування**: Працюйте з платниками для створення моделей фінансування, які підтримують і заохочують інтегровану допомогу.

Інтегрована допомога, за умови її ефективного впровадження, має потенціал для покращення якості медичної допомоги, підвищення рівня задоволеності пацієнтів і медичних працівників та зменшення витрат. Для подолання викликів і реалізації повного потенціалу цієї моделі необхідний спільний підхід, підкріплений належним навчанням, відповідними технологіями та достатнім фінансуванням.

Розділ 34

МАЙБУТНІЙ РОЗВИТОК АЛЕРГОЛОГІЇ ТА ІМУНОЛОГІЇ

Нові дослідження та методи лікування

Галузі алергології та імунології постійно розвиваються, досягаючи значних успіхів у розумінні механізмів, що лежать в їх основі, та розробці інноваційних методів лікування. Пропонуємо вам ознайомитися з деякими перспективними новими дослідженнями та методами лікування:

- **Біологія моноклональних антитіл**: ці препарати, спеціально розроблені для впливу на певні білки, що беруть участь в алергічних та імунних реакціях, пропонують варіанти лікування таких захворювань, як важка астма, атопічний дерматит та інші важкі алергії.
- **Генна терапія**: завдяки генній терапії було досягнуто прогресу в лікуванні первинних імунодефіцитних станів. Ці методи спрямовані на виправлення генетичного дефекту, що викликає захворювання.
- **Мікробіом та алергія**: Дослідження вивчають, як дисбаланс кишкових бактерій (мікробіом) може впливати на розвиток алергії. Пробіотики та інші заходи для відновлення здорового мікробіому вивчаються для запобігання або лікування алергії.
- **Швидка десенсибілізація**: розробляються прискорені протоколи десенсибілізації до алергенів, таких як харчові продукти або отрути комах. Ці методи дозволяють провести десенсибілізацію за кілька годин, а не за кілька місяців.
- **Вакцини від алергії**: Вакцини вивчаються для лікування або профілактики певних видів алергії, зокрема харчової алергії.
- **Лікування харчової алергії**: нові методи лікування, такі як імунотерапевтичні шкірні пластирі та пероральна терапія, випробовуються

для лікування харчової алергії, наприклад, алергії на арахіс.
- **Терапія стовбуровими клітинами**: Стовбурові клітини можуть мати потенціал для регенерації або відновлення пошкоджених тканин при деяких імунологічних захворюваннях.
- **Технологічні підходи**: Впровадження телемедицини, мобільних додатків та пристроїв моніторингу дозволяє покращити моніторинг пацієнтів з алергією та ослабленим імунітетом.
- **Лікування хронічної кропив'янки**: розробляються нові терапевтичні мішені та препарати для лікування хронічної кропив'янки - стану, який може бути інвалідизуючим для деяких пацієнтів.
- **Ідентифікація біомаркерів**: дослідження біомаркерів для прогнозування тяжкості, прогнозу та відповіді на лікування алергічних та імунологічних захворювань.

Ці досягнення є результатом фундаментальних досліджень, клінічних випробувань та міждисциплінарної співпраці. Хоча деякі з цих методів лікування вже доступні, інші все ще вивчаються. Однак ці досягнення дають надію на покращення якості життя пацієнтів, які страждають на алергічні та імунологічні захворювання.

Розвиток методів діагностики

Діагностичні методи в алергології та імунології значно розвинулися за останні кілька десятиліть. Удосконалення цих методів дозволило точніше ідентифікувати алергени, відповідальні за симптоми, і краще зрозуміти імунологічні механізми, що лежать в їх основі. Пропонуємо вашій увазі огляд цих досягнень:

- Шкірні тести :
    - **Прик-тести**: хоча основна методика залишається аналогічною, спектр алергенів, що тестуються, розширився. Крім того, вдосконалені прилади дозволяють підвищити стандартизацію застосування.
    - **Внутрішньошкірні тести**: використовуються переважно для алергенів, до яких прик-тести менш чутливі.
- Специфічний аналіз на IgE:
    - Спочатку тести обмежувалися вимірюванням загального IgE. Сьогодні вимірюють антитіла IgE, специфічні до різних алергенів, що забезпечує більшу точність у визначенні алергену, що викликає алергію.
    - **Технологія ImmunoCAP**: дозволяє визначати специфічні антитіла IgE до широкого спектру алергенів.
- Провокаційні тести :
    - Хоча вони старіші, вони залишаються еталоном для діагностики певних видів алергії, зокрема харчової алергії. Методики та протоколи були вдосконалені, щоб зменшити ризики.
- Цитофонікутест (тест на активацію базофілів) :
    - Вимірює реакцію базофілів (тип білих кров'яних клітин) у присутності алергену. Цей метод особливо корисний у випадках, коли шкірні тести та специфічні IgE не дають результатів.
- Тестування виправлень :
    - Використовується для виявлення алергенів, відповідальних за контактний дерматит. Спектр досліджуваних речовин розширився з розпізнаванням нових алергенів.

- Технологія мікрочипів :
    - Ці чіпи можуть виявляти тисячі алергенів одночасно з одного зразка, що дозволяє детально оцінити алергічний профіль пацієнта.
- Методи візуалізації :
    - Особливо у випадках астми або інших алергічних захворювань легень. Розвиток методів візуалізації, таких як комп'ютерна томографія (КТ) та магнітно-резонансна томографія (МРТ), пропонує більш точні зображення запалення та інших змін у легенях.
- Оцінка імунної функції :
    - Сучасні тести, такі як аналіз субпопуляцій лімфоцитів, вимірювання лімфопроліферативної відповіді та виявлення специфічних білків, дозволяють діагностувати та контролювати первинні та вторинні імунодефіцити.

Завдяки цим досягненням точність і ефективність діагностики алергії та імунологічних розладів значно підвищилися, що дозволило розробити більш адекватні плани лікування та покращити якість життя пацієнтів.

Майбутні виклики для медсестер

Роль медичної сестри в алергології, як і в інших сферах охорони здоров'я, постійно розвивається. У майбутньому на цих фахівців чекає кілька викликів:

- Зростаюча складність догляду :
    - З розвитком технологій і терапії догляд за пацієнтами стає дедалі складнішим. Медсестри повинні бути в курсі останніх

досягнень, щоб забезпечити оптимальний догляд.
- Інтеграція технологій :
  - Телемедицина, електронні медичні картки, пристрої дистанційного моніторингу тощо потребують постійного навчання та адаптації.
- Ведення мультиморбідних пацієнтів :
  - Багато пацієнтів з алергією мають інші захворювання. Лікування цих супутніх захворювань вимагає комплексного підходу та скоординованої допомоги.
- Навчання пацієнтів:
  - Зі збільшенням кількості алергічних захворювань освіта пацієнтів та їхніх родин набуває вирішального значення. Це включає в себе навчання профілактиці, розпізнаванню симптомів та управлінню кризовими ситуаціями.
- Управління стресом і вигоранням :
  - Сфера охорони здоров'я є вимогливою, а ризик вигорання - високим. Пошук стратегій управління стресом і підтримки балансу між роботою та особистим життям має вирішальне значення.
- Зміни до нормативно-правової бази :
  - Закони та нормативні акти можуть змінюватися, впливаючи на практику медсестер. Бути в курсі цих змін та адаптуватися до них - постійний виклик.
- Міжпрофесійна співпраця :
  - Робота в команді з іншими медичними працівниками (лікарями, фармацевтами, дієтологами тощо) вимагає ефективної комунікації та координації.
- Культурне розмаїття :
  - Медсестри можуть мати справу з пацієнтами різного культурного

походження, тому вони повинні бути навчені культурній компетентності, щоб надавати шанобливий і належний догляд.
- Стійкість до протимікробних препаратів:
    - В умовах зростання резистентності до ліків, особливо у пацієнтів з ослабленим імунітетом, медичні сестри повинні бути пильними та добре поінформованими про найкращі практики.
- Етичні проблеми :
    - Медсестри можуть стикатися з етичними дилемами, такими як відмова від лікування, рішення про кінець життя або генетичні проблеми.
- Потреба в сестринських дослідженнях :
    - Внесок у дослідження та наукові докази в галузі медсестринства в алергології має важливе значення для розвитку професії.

Перед обличчям цих викликів безперервна освіта, дослідження, професійна підтримка та ефективна співпраця мають важливе значення для того, щоб медичні сестри могли надавати найкращий догляд своїм пацієнтам.

Глава 35

ВИСНОВКИ ТА ПЕРСПЕКТИВИ

Центральна роль медсестри в галузі алергології та імунології

Медична сестра з алергології та імунології займає унікальну і важливу позицію в медичній команді. Вона часто є першою контактною особою для пацієнтів, які відчувають симптоми алергії або імунних розладів, діючи як міст між ними і складним світом спеціалізованої медицини. Її роль виходить далеко за межі базових клінічних втручань; вона також є викладачем, консультантом, дослідником і захисником пацієнтів.

У метушні медичної консультації медсестра є тією заспокійливою фігурою, яка знаходить час, щоб вислухати і зрозуміти проблеми пацієнтів. Вона перекладає медичний жаргон зрозумілою мовою, допомагаючи пацієнтам розшифрувати свої симптоми, діагнози та варіанти лікування. Таке спілкування необхідне для того, щоб пацієнти відчували, що їх вислухають і зрозуміють у процесі лікування.

Медсестри також відіграють важливу освітню роль. Наприклад, у сфері алергології вона інструктує пацієнтів, як уникати алергенів, вчить їх розпізнавати ознаки важкої алергічної реакції і направляє їх на правильне використання таких засобів лікування, як автоін'єктори з адреналіном. Пацієнтам з імунодефіцитом ми пропонуємо поради, як зменшити ризик інфекцій і зробити їхнє життя максимально нормальним і повноцінним.
Медичні сестри також перебувають на передовій клінічних досліджень. Вони часто беруть участь у проведенні та моніторингу клінічних випробувань, сприяючи просуванню нових методів лікування та стратегій лікування. Ця роль дослідника підкреслює

важливість безперервної освіти, оскільки медсестри повинні бути в курсі останніх відкриттів та інновацій.

Нарешті, як захисниця, медсестра бореться за права своїх пацієнтів, гарантуючи, що вони отримують належний догляд, що до них ставляться з гідністю і повагою, і що вони мають доступ до необхідних ресурсів. Вона виступає за підвищення обізнаності про алергію та імунодефіцит, підкреслюючи необхідність кращого розпізнавання, ранньої діагностики та ефективного лікування.

Коротше кажучи, медична сестра з алергології та імунології - це не просто людина, яка виконує медичні розпорядження; вона є центральною опорою медичної команди. Завдяки своїй універсальності, відданості справі та близькості до пацієнтів, вона гарантує, що вони отримають цілісну, поінформовану та турботливу допомогу.

Важливість постійного навчання

Безперервна освіта є фундаментальним елементом кар'єри будь-якого медичного працівника, і це особливо актуально для медичних сестер. У світі, де медичні знання
У світі, де охорона здоров'я розвивається шаленими темпами, а медичні технології постійно вдосконалюються, потреба йти в ногу з часом як ніколи актуальна.

По-перше, безперервна освіта гарантує, що медсестри зможуть надавати найкращий догляд своїм пацієнтам. Нові методи лікування, нові діагностичні методи та досягнення в лікуванні пацієнтів постійно змінюють спосіб надання допомоги. Без регулярного оновлення знань фахівцю було б легко покладатися на застарілі методи, які можуть бути не найкращими для пацієнта.

По-друге, це допомагає зміцнити професійну впевненість. Медична сестра, яка добре поінформована про новітні практики, з більшою ймовірністю відчуває себе компетентною у своїй ролі. Ця впевненість призводить не лише до кращого догляду за пацієнтами, а й до кращої взаємодії з іншими членами медичної команди.

Безперервна освіта також важлива для кар'єрного зростання. У багатьох системах охорони здоров'я по всьому світу просування вгору по професійній ієрархії або спеціалізації часто вимагає додаткових кваліфікацій або сертифікатів, які можна отримати тільки через безперервну освіту. Крім того, вона відкриває двері до таких можливостей, як викладання, наукові дослідження або консультативна робота.

Крім того, у все більш глобалізованому світі безперервна освіта дозволяє медсестрам розуміти міжнародні практики, нові захворювання та глобальні протоколи. Це може бути особливо актуальним для медсестер, які працюють у туристичних районах, багатонаціональних містах або планують працювати за кордоном.

Нарешті, окрім практичної користі, існує внутрішня користь від самого процесу навчання. Допитливість, бажання знати більше і вдосконалюватися - риси, притаманні багатьом медичним працівникам. Безперервна освіта задовольняє цю жагу до знань, пропонуючи інтелектуальну стимуляцію та особисте задоволення.

Безперервна освіта - це більше, ніж просто обов'язок чи рутинна робота. Це можливість для медсестер підвищити свою кваліфікацію, вдосконалити свою практику і гарантувати, що вони завжди надають найкращий можливий догляд своїм пацієнтам. У такій життєво важливій і динамічній сфері, як охорона здоров'я, стагнація просто неприпустима.

Заохочуйте нове покоління медсестер

У світі, який стає дедалі складнішим і спеціалізованішим, роль медичної сестри стає надзвичайно важливою для безперебійного функціонування систем охорони здоров'я. Тому заохочення наступного покоління медсестер має першорядне значення. Ось як ми можемо надихнути та підтримати наступну хвилю відданих своїй справі медсестер:

- **Популяризація професії**: життєво важливо висвітлювати успіхи та значний внесок медсестер у сектор охорони здоров'я. Обмін надихаючими історіями та відгуками може мотивувати молодих людей розглянути кар'єру медсестринства.
- **Наставництво**: Слід заохочувати досвідчених медсестер ставати наставниками для новобранців, пропонуючи поради, підтримку та цінний погляд на професію.
- **Можливості для навчання**: молодим медсестрам повинні бути доступні програми безперервної освіти, тренінги та семінари, які допоможуть їм розвивати свої навички та йти в ногу з останніми досягненнями медицини.
- **Заохочення різноманітності**: Дуже важливо заохочувати людей з різним досвідом долучатися до професії медсестри, тим самим збагачуючи різноманітність досвіду і поглядів у цій професії.

- **Сприяння медсестринським дослідженням**: Підтримка і сприяння дослідженням, що проводяться медсестрами, визнає їх важливу роль не тільки як надавачів допомоги, але і як дослідників.
- **Пропонувати різноманітні кар'єрні можливості**: важливо показати молодим медсестрам, що існує безліч можливих кар'єрних шляхів, незалежно від того, чи вони спеціалізуються в певній галузі, чи працюють за кордоном, чи займаються науковими дослідженнями або викладацькою діяльністю.
- **Забезпечення здорового робочого середовища**: Позитивне робоче середовище, в якому враховується благополуччя і психічне здоров'я медсестер, приваблюватиме більше молодих людей до цієї професії.
- **Прихильність до освіти**: навчальні заклади повинні продовжувати впроваджувати інновації у свої програми медсестринської освіти, забезпечуючи їх актуальність, сучасність та орієнтованість на пацієнта.
- **Мережування**: Заохочуйте молодих медсестер приєднуватися до професійних асоціацій, де вони можуть зустрічатися з іншими професіоналами, обмінюватися досвідом і знаннями, а також отримувати користь від цінних ресурсів.
- **Визнання та винагороди**: програми визнання та винагород можуть мотивувати медсестер, показуючи, що їхні зусилля та відданість справі цінуються.

Нове покоління медсестер - це обіцянка міцної та стійкої системи охорони здоров'я майбутнього. Підтримуючи їх, цінуючи їх та інвестуючи в їхню освіту та добробут, ми забезпечимо не лише якісну допомогу пацієнтам, але й сталий розвиток та інновації в медсестринстві.